SAISON DE 1867

INDICATEUR D'AIX-LES-BAINS

PAR

LE DOCTEUR Bon DESPINE

INSPECTEUR HONORAIRE D'ÉTABLISSEMENT THERMAL
ET MÉDECIN CONSULTANT A AIX PENDANT LA SAISON DES EAUX

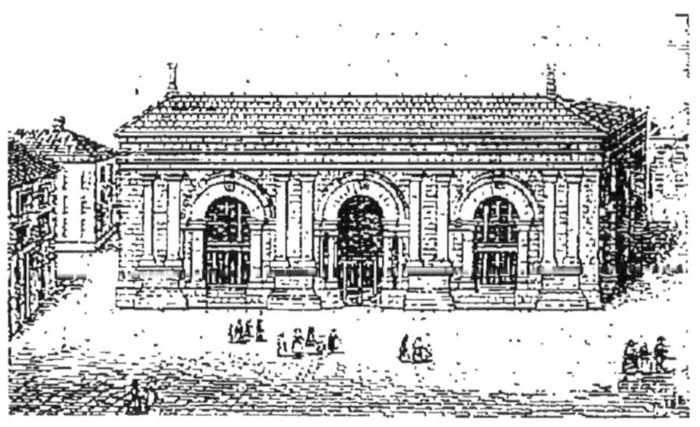

ÉTABLISSEMENT THERMAL

PARIS
VICTOR MASSON ET FILS
PLACE DE L'ÉCOLE-DE-MÉDECINE

PUBLICATIONS DU MÊME AUTEUR

Manuel de l'étranger aux eaux d'Aix, année 1834. Burdet, libraire (300 pages d'impression).

Manuel de l'étranger aux eaux d'Aix, 2ᵉ édit., revue et augmentée d'un précis statistique et historique sur la Savoie. *Ibid.*, 1841.

Bulletin des eaux d'Aix, formant une suite de rapports sur les *Saisons thermales* (années 1835, 1836, 1837, 1838).

Relation d'un voyage médical et observations pratiques faites en France, en Angleterre, en Hollande et en Allemagne, en 1830-31-32 (*Repertorio medico-chirurgico del Piemonte*). Turin, 1833.

Rapport inséré dans les *Mémoires de l'Académie royale de Savoie*, au sujet de curieux fragments de sculpture découverts en 1851, lors de la restauration de l'hospice Haldiman, sous la direction du docteur Despine.

Notice sur les découvertes d'antiquités romaines faites à Aix en 1854, présentée à l'Académie des sciences de Turin.

L'été à Aix en Savoie, par Despine et Audiffred. In-8 de 311 pages, orné de charmants dessins de Baffort et Petit. Paris, Dauvin et Fontaine, libraires, 35, passage des Panoramas.

Mémoire lu à l'Académie impériale de médecine de Paris, au sujet d'appareils perfectionnés pour l'emploi des eaux thermales. (*Gazette des hôpitaux de Paris*, 1855.)

Mémoire sur l'incubation artificielle au moyen des eaux d'Aix, présenté à l'Académie des sciences de Paris. (Voy. le *Journal de l'Institut* numéro du 16 juin 1852.)

Nous ne saurions trop recommander à MM. les étrangers qui se proposent de faire des excursions dans les environs d'Aix et les Alpes l'excellent *Itinéraire de la Savoie et du Dauphiné,* ainsi que l'*Itinéraire de la Suisse*, par M. Adolphe Joanne. Paris, 1859, librairie Masson.

PARIS. — IMP. SIMON RAÇON ET COMP., RUE D'ERFURTH, 1

INDICATEUR MÉDICAL

ET TOPOGRAPHIQUE

D'AIX-LES-BAINS

— SAVOIE —

PAR LE Dr Bon DESPINE

MÉDECIN CONSULTANT A AIX

Inspecteur honoraire de l'établissement thermal,
Chevalier de l'ordre civil et militaire des SS. Maurice-et-Lazare
et de la Légion d'honneur.
Membre de l'Académie des sciences de Turin, de l'Académie impériale de Savoie
de l'Académie des sciences, arts et belles-lettres de Dijon,
de la Société de médecine de Paris, de celles de Lyon, Turin, Marseille, Genève,
de la Société des sciences médicales de la Moselle,
des Philomates de Lucques, de la Société économique de Chiavari,
de la Société d'hydrologie médicale de Paris,
de l'Académie royale d'agriculture de Turin, de la Société d'histoire
et d'archéologie savoisienne, de la Société médico-chirurgicale de Bruxelles
et de celle des Antiquaires de France,

COMPRENANT

UN PRÉCIS TOPOGRAPHIQUE ET HISTORIQUE D'AIX
DES SOURCES MINÉRALES
LES MALADIES TRAITÉES, LES DIVERS MODES D'APPLICATION DES EAUX
LES PRÉCAUTIONS NÉCESSAIRES AVANT, PENDANT ET APRÈS LA CURE
LES PROMENADES, CURIOSITÉS, FRAIS DE SÉJOUR
AVEC UN TABLEAU D'ANALYSES CHIMIQUES DES DIFFÉRENTES SOURCES

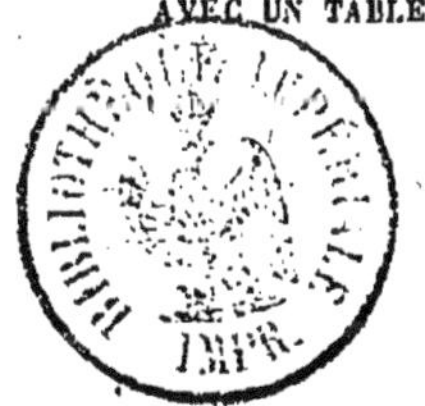

PARIS
VICTOR MASSON ET FILS
PLACE DE L'ÉCOLE DE MÉDECINE

1867

CARTE ITINÉRAIRE
DES ENVIRONS D'AIX

Signes

Sources minérales
Chateaux
Pics les plus élevés
Abbaye Royale
Points de vue
Grottes

RUMILLY
RUFFIEUX
Culoz
Vion
Chemin
Chanaz
Conjux
Chindrieux
Cessens
Massingy
ALBENS
S. Germain
Alby
Héry
S. Félix
les Frasses
S. Girod
Grotte de Bange
Alève
S. Pierre de Curtille
Lucey
Ontex
Haute Combe
Jonjieux
Billième
Villard
La Chapelle du Mont du Chat
YENNE
S. Jean de Chevelu
La Biolle
Mognard
Epersy
S. Offenge
Montcel
Gresy
Cascade
S. Innocent
S. Simon
Trevignin
Pugny
AIX
Mouxy
Bourget
S. Paul
Bourdeaux
Mont du Chat
Tresserves
Drumettaz
Mont d'Aix
le Chatelard
S. Fr. de Sales
les Bauges
le Bourget
Viviers
Canal
Méry
Mont Margeriaz
Meyrieux
Serrax
Voglan
Fournet
Villarchet
Sonnaz
Marcieux
Dent de Nivolet
1523m
les Déserts
Novalaise
LAMOTTE
Chateau
Chambery le Vieux
La Beisse
S. Jean d'Arvey
Thoiry
Nances
Bassens
S. Alban
S. Sulpice
Bassy
Lemenc
CHAMBERY
Cognin
Vimines
les Charmettes
Mon de J. Rousseau
Myans
Challes
RHÔNE FL.
Montagne de l'Epine
Lac d'Aiguebelette

INDICATEUR MÉDICAL

ET TOPOGRAPHIQUE

D'AIX-LES-BAINS

Position, histoire, salubrité de la ville d'Aix.

La ville d'Aix (*Aquæ Gratianæ*) est située à l'est de la vallée de ce nom, sur le penchant d'une riante colline. Son établissement thermal est à 258 mètres au dessus de l'Océan, à 32 mètres au-dessus du lac du Bourget, qui occupe le fond de la vallée, et se dirige comme elle du nord au sud, sur une longueur d'environ 14 kilomètres.

Sa population, de 4,430 habitants, est plus que doublée en été par l'affluence des baigneurs. Son importance a plus que triplé depuis 1814, et tend à augmenter par le mouvement qui y rayonne aujourd'hui, la restauration qui s'y fait, sa jonction avec les principales voies ferrées de l'Europe.

La latitude d'Aix est 45° 38′ 58″ ; sa longitude, à l'est du méridien de Paris, est 3° 34′ 40″. La *flore des environs* est celle des contrées plus méridionales, car le le *figuier*, le *grenadier*, le *jujubier*, y prospèrent en pleine terre. L'air qu'on y respire jouit de propriétés calmantes, ainsi que l'expérimentent chaque jour les malades qui, avant leur arrivée, étaient sujets aux insomnies, névralgies, tension nerveuse. L'atmosphère douce et peu variable d'Aix convient admirablement aux personnes rhumatisantes et à celles qui ont la poitrine délicate.

Quant à la constitution géologique du sol, Aix est assis sur le terrain néocomien, dans le groupe crétacé. Le néocomien repose sur les terrains jurassiques ; ceux-ci n'apparaissent que sur le penchant des montagnes latérales. Il est recouvert par la molasse tertiaire, qui forme la plupart des collines environnantes [1].

Son climat est tellement sain, qu'en 1435 et en 1564, lorsque la peste étendait ses ravages sur les vallées environnantes, Aix fut préservé de ce fléau. Cette salubrité et l'efficacité des eaux étaient connues des Romains, qui y ont laissé des thermes, un temple, un arc votif admirés des antiquaires.

Aix faisait partie de l'ancienne Allobrogrie. — Après avoir appartenu à Rodolphe III, roi de Bourgogne et avoir été un objet de contestation entre les maisons des ducs de Savoie et des comtes de Genève, il demeura en-

[1] Consulter, pour plus de détails, l'intéressant travail de M. Louis Pillet, secrétaire adjoint de l'Académie royale de Savoie et conservateur du musée de géologie, travail intitulé : *Description géologique des environs d'Aix et de Chambéry*, extrait des *Mémoires de l'Académie de Savoie*, 1858.

fin, par un traité conclu en 1295, sous la domination des premiers qui l'érigèrent en baronnie, puis en marquisat.

Au treizième siècle, la ville fut réduite en cendres. Au seizième siècle fut construit le château d'Aix où est établi la mairie depuis le 15 septembre 1866 et où l'on observe des époques distinctes qui rappellent les phases ou changements qu'a éprouvés la ville. Il est antique par le temple de Diane qui a servi de base à sa grande tour où fut un théâtre et qui sera, nous l'espérons, transformé en musée. Il est gothique-arabe par son remarquable escalier et appartenait à M. le marquis *d'Aix-Sommariva* qui l'a cédé à la ville ainsi que son parc devenu jardin public. Il a servi de Cercle pour MM. les étrangers de 1824 à 1849.

Aix a produit un homme illustre, Claude de Seyssel, l'historien de Louis XII, évêque de Marseille en 1515, grand diplomate et philologue distingué. C'est là un titre nobiliaire que les révolutions n'infirmeront point. Dans son voisinage, à Chambéry, sont nés les de Maistre et Favre de Vaugelas; à Annecy, saint François de Sales, le savant chimiste Berthollet; à Albens, Michaud, l'historien des croisades; à Saint-Félix, Mgr. Dupanloup, évêque d'Orléans, dont l'un des mérites, qui n'est pas le moindre à nos yeux, est d'avoir défendu au sein de l'épiscopat français, la supériorités des lettres grecques et latines.

Deux établissements principaux contribuent à la prospérité de la ville. L'établissement thermal bâti en 1783 par le roi Victor-Amé III, et le Casino, élevé en 1848 par une société d'actionnaires, sur les dessins de l'architecte savoisien Pellegrini.

En 1857, le roi Victor-Emmanuel II a inauguré le percement gigantesque du mont Cenis et jeté les fondements du pont-viaduc de *Culoz*, où se raccordent les chemins de fer de France, de Suisse et d'Italie.

Le 2 septembre de la même année, il a posé solennellement la pierre de la façade monumentale de l'établissement thermal, pour l'agrandissement duquel une somme de 900,000 fr. avait été votée en 1856 par le parlement sarde.

Depuis l'annexion de la Savoie à la France, l'établissement thermal d'Aix est devenu propriété de l'État. S. M. l'empereur, le 4 septembre 1860, a approuvé une dépense de 700,000 fr. pour l'achèvement des bains d'Aix et la reconstruction de l'hospice de la reine Hortense. Ces bains ont reçu dès lors un développement considérable. De vastes salles d'attente pavées de mosaïques, quatre piscines aux formes élégantes, dont deux ont chacune 77 mètres de superficie, quatorze nouveaux cabinets de douches perfectionnées et plusieurs salles d'inhalation complètent l'établissement actuel où l'on trouve partout uni aux appareils de la science hydrologique moderne le confortable et le luxe des thermes antiques.

PARTIE MÉDICALE

Des eaux et de l'établissement thermal.

Les eaux thermales d'Aix forment deux sources distinctes : celle de *Soufre* (chaleur 45° c.); la seconde,

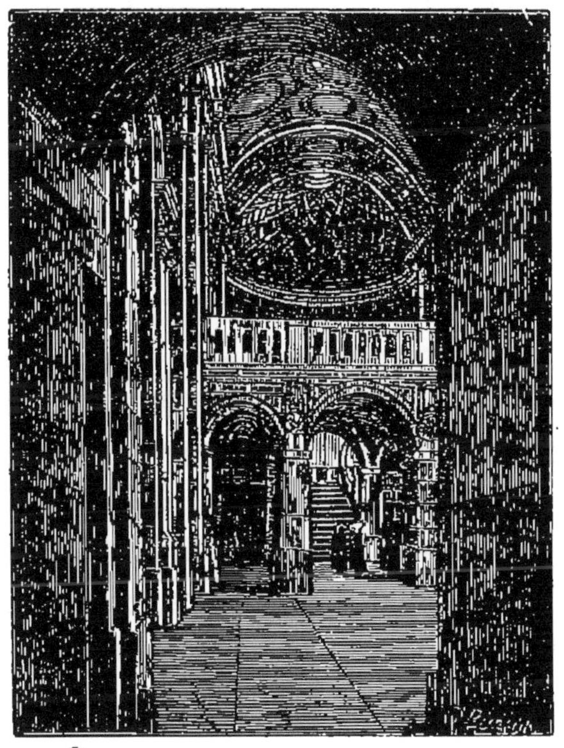

Portique des Thermes.

dite d'*Alun* ou de Saint-Paul (46°, 5). Toutes deux jaillissent en volume énorme sur la hauteur à l'est de la ville, près l'une de l'autre, mais à des niveaux différents. Elles sont sulfureuses, et renferment, en outre, un grand nombre d'autres substances, des sels de fer, de magnésie et d'alumine. La première marque 4 degrés sulfhydrométriques, et l'autre 3 degrés au réservoir de l'établissement. Cette dernière contient plus de fer et de carbonate calcaire, ainsi que de sulfate d'alumine, sel appelé autrefois *alun*. Elle est plus âpre à la peau, d'où sans doute le sobriquet traditionnel d'eau d'*alun* qu'elle porte aujourd'hui.

D'après un récent jaugeage, ces eaux fournissent par minute : l'eau de *Soufre*, 1,550 litres ; la source d'*Alun*, 5,342 litres. L'établissement d'Aix est le seul qui utilise plus de 6,000,000 de litres d'eau minérale par vingt-quatre heures. D'après leur température élevée, un savant géologue, M. Mousson, estime qu'elles doivent venir d'une profondeur de 1,000 à 1,200 mètres.

Le grand établissement, qui a pour annexes les VAPEURS BERTHOLLET, où sont des bains et des douches de *vapeur exaltée*, et l'ancien BAIN ROYAL [1], divisé en douches et piscines réservées aux indigents, possède le privilége inestimable d'un excellent service thermal. Il se compose de sept divisions désignées par les noms de *Soubas*

[1] « Ce bain (écrivait le docteur Cabias, en 1688) se nomme le *Bain du prince*, tant à cause des délices qu'anciennement les sérénissimes princes de Savoye y prenoient qu'à cause de sa beauté et bonne température : on l'appelle maintenant le *Bain royal*, depuis que les rois de France s'y sont baignez. Et c'a été le Grand Henry, de glorieuse mémoire, lequel étant venu en Savoye, visita ce lieu, et ayant veu les bains,

sement, *Princes-Vieux*, *Princes-Neufs*, *Douche-Neuve*, *Albertins*, *Centre et Enfer*, lesquelles contiennent ensemble quatre-vingt huit cabinets.

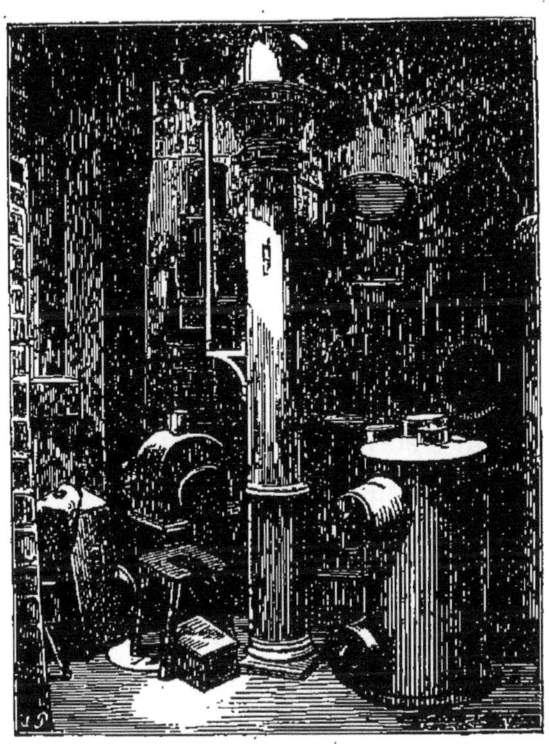

Vapeur Berthollet.

On y trouve cinq piscines à natation, deux vaporariums, deux salles d'inhalation. — Des douches de va-

les uns après les autres, il descendit de cheval vers le grand bain, auquel, avec plusieurs princes de sa cour, il se baigna et lava l'espace d'une heure avec autant de plaisir et de contentement comme s'il eust joui du plus grand plaisir du monde. Ce qu'il témoigna, disant que tous les bains et étuves des baigneurs de Paris et de France et même de l'Europe ne valoyent rien au regard de ceux-ci. »

peur locales, des bains de vapeur par encaissement, plus de soixante pièces propres à administrer la douche générale ou locale en cercle, en colonne, etc., des bains avec douche moyenne, et des bains simples avec douche locale mobile.

32 grandes douches.
9 douches locales.
4 douches ascendantes.
2 douches de pulvérisation.
2 douches pharyngiennes.
2 salles d'inhalation
32 baignoires.

La pression des douches de *Soufre*, autrefois de 2 mètres, peut s'élever aujourd'hui jusqu'à 6 m. 80 c. ; celle d'*Alun* et d'eau froide, à 20 mètres.

Il est desservi par 121 employés : 48 *doucheurs* et *doucheuses*, 36 *porteurs*, 1 *chef de service*, 7 *surveillants*, chargés de veiller à ce que chaque malade passe à son tour ; 2 messagers pour transmettre les ordres, sans parler des employés préposés aux bains, piscines, etc.

On peut juger de la prospérité croissante de l'établissement thermal[1] par le tableau suivant de ses recettes, pendant ces dernières années :

En 1854.	55,869 fr.
1855.	62,360
1856.	77,574

[1] L'établissement se trouve décrit très en détail dans mon *Manuel de l'Etranger aux eaux*. Je ne puis que renvoyer à cet ouvrage pour tout ce qui touche à son histoire et à celle de nos eaux minérales.

1857	90,991
1858	95,150
1859	96,270
1860	99,302
1861	109,799
1862	110,778
1863	116,598
1864	124,000
1865	135,096
1866	112,256

Si ce dernier chiffre paraît moins élevé que celui de l'année précédente, cela tient à l'abaissement général du tarif de l'établissement arrêté par décision ministérielle du 12 avril 1866 et à ce que plus de cartes gratuites ont été délivrées.

Le nombre total des opérations thermales de cette année a atteint le chiffre de 79,500 : payées 67,462, gratuites 12,038.

Quant à la direction médicale sous laquelle les bains d'Aix ont atteint la haute réputation qui les distingue, elle appartint en 1787 au docteur Joseph Despine, médecin du roi Victor-Amé III, en 1830, à son fils, le docteur baron Charles-Humbert-Antoine, et, en 1849, à son petit-fils le docteur baron Constant Despine, actuellement médecin inspecteur honoraire de l'établissement thermal, établissement auquel il a pu, comme inspecteur des eaux pendant plusieurs années, apporter de nombreux perfectionnements, ayant visité dans ce but les principaux bains d'Europe. L'étranger regrette de ne plus trouver dans l'édifice thermal le musée qu'il y avait créé. Ce musée, sur lequel nous donnerons plus loin quelques détails, renfermait, outre plusieurs appareils utiles à la guérison, un intéressant portefeuille de cas pathologiques rares et plus de soixante pièces en cire représentant au naturel les maladies remarquables guéries par l'usage des eaux. Cet album pathologique, ainsi que plusieurs pièces importantes de ce musée, continuent à être visibles à Aix, au domicile de M. *Despine* [1], qui n'a pas voulu en priver MM. les baigneurs.

Tous les médecins domiciliés à Aix ont le droit de diriger les traitements dans l'établissement thermal, et peuvent être indifféremment consultés par les malades.

Pharmaciens.

MM. Bocquin ; Pichon ; Thévenon.

Des maladies qui sont améliorées par le traitement thermal.

1° Les rhumatismes goutteux, fibreux et musculaires, la sciatique, la goutte chronique, et en général toutes les maladies liées au principe rhumatismal ;

2° Les maladies de la peau, les affections scrofuleuses, les tumeurs blanches, les hydarthroses ;

3° Les ulcères chroniques, fistules, fausses ankyloses, rétractions tendineuses, caries et autres maladies chro-

[1] M. *Despine* reçoit chaque jour les malades à son domicile, place Centrale, de midi à trois heures. Il est visible à l'établissement thermal, chaque matin, de sept à neuf heures.

niques des os, les suites de luxations, de fractures et de plaies par cause traumatique;

4° Les affections mercurielles et syphilitiques anciennes;

5° Les engorgements résultant d'une insuffisance des menstrues, les granulations, érosions et ulcères simples du col de l'utérus, la stérilité;

6° Les névralgies, l'hystérie et certaines gastralgies, avec ou sans vomissement;

7° Les affections de la moelle épinière, les paralysies, spécialement celles qui sont la suite de rhumatisme ou de fièvre typhoïde;

8° Les affections dites laiteuses, la chlorose, l'aménorrhée, et en général toutes les maladies dérivant de faiblesse ou d'un vice dans l'innervation;

9° Les *catarrhes bronchiques*, intestinal et utérin, l'asthme humide, les affections vésicales dues à un état d'atonie;

10° Enfin, les maladies dues à une suppression ou à une répercussion, certaines surdités, l'ophthalmie chronique, l'amaurose rhumatismale, les fièvres intermittentes rebelles, les cas où la constitution lymphatique des sujets les prédispose à la phthisie et aux engorgements abdominaux.

Des maladies qui sont aggravées par le traitement thermal

Toutes les affections aiguës, celles existant chez les

personnes à complexion cachectique, épuisées par de très-longues souffrances ou par des pertes; celles qui ont une tendance au *carus* et autres affections soporeuses; celles accompagnées d'hémoptysie, de congestion cérébrale, d'anévrysme; enfin la phthisie tuberculeuse et la plupart des dégénérescences squirrheuses ou cancéreuses; en un mot, dans tous les cas extrêmes où la vitalité a subi de très-profondes atteintes.

Formalités requises pour prendre les eaux.

1° Toute personne voulant faire usage des douches et bains devra inscrire son nom et son domicile au bureau de l'administration. Il lui sera délivré une carte avec numéro d'ordre, qui devra être conservée et représentée à toute réquisition des employés de l'Établissement.

2° Les baigneurs, sur la présentation de leur carte et billets constatant qu'ils ont payé au distributeur le prix des douches et bains ordonnés par le médecin, auront droit de choisir, sur le registre d'inscription, l'heure qu'ils préfèrent pour prendre les douches et bains, entre celles restant disponibles.

3° Ces inscriptions seront reçues de dix heures du matin à midi et de deux heures à quatre heures du soir.

4° La durée de la douche ne pourra excéder vingt minutes. Les malades voulant faire usage des eaux un temps plus long devront payer deux billets. Ils ne pourront d'ailleurs être admis avant neuf heures.

5° L'heure est réglée sur l'horloge de l'Établissement. Les huissiers feront évacuer les cabinets et feront l'appel des baigneurs d'après l'ordre de l'inscription dont un double reste affiché dans chaque division.

6° Le malade devra arriver cinq minutes avant l'heure qui lui est assignée. S'il ne répond pas à l'appel, l'huissier attendra cinq minutes et introduira la personne inscrite sous le numéro suivant. Le malade n'ayant pas répondu à l'appel perdra son tour d'inscription et devra attendre un cabinet vacant ou la fin du service.

7° Le service des douches est divisé en deux séries. La première commence à quatre heures du matin et finit à dix heures; la deuxième commence à deux heures et finit à cinq heures du soir.

8° Le service des bains et piscines commence à quatre heures du matin et finit à onze heures; il recommence à une heure après-midi, jusqu'à une heure avant la clôture de l'Établissement.

9° Les doucheurs, sécheurs et autres préposés au service des bains reçoivent de MM. les médecins les ordres nécessaires pour administrer les eaux.

Tarif de l'établissement thermal.

Douches des Princes, à deux doucheurs, ou doucheuses.	2f 50
Douches à un doucheur, Albertins, Centre, Enfer, à colonne.	1 50
Vapeur Berthollet et douches locales avec un sécheur.	1 50

Douche locale sans doucheur, douche en cercle. . . .	1	25
Douche pharyngienne.	1	»
Salle d'inhalation.	1	»
Douche ascendante, appareils non compris.	»	50
Bains ou Piscine avec linge.	1	50
Appareils spéciaux dans les bains.	»	50
Piscine de famille, l'heure.	10	»

Les porteurs sont payés directement par les baigneurs à raison de 50 centimes pour portage simple et de 75 centimes pour portage double, au bureau qui est dans l'Établissement, au moment où ils reçoivent leur billet.

Dans les piscines, une leçon de natation se paye 50 centimes en sus du prix du bain.

L'administration ne reprend point les billets non utilisés. La gratuité des bains et douches est accordée aux habitants de la ville d'Aix et aux médecins.

Elle est accordée en tout ou en partie aux membres des ordres religieux, aux gendarmes, aux sous-officiers et aux soldats des troupes de terre et de mer, aux préposés des douanes, aux gardes forestiers, aux cantonniers des routes impériales et départementales et des chemins vicinaux, ainsi qu'aux *indigents porteurs d'une autorisation du préfet de leur département*, et d'un certificat du médecin attestant que l'usage des eaux d'Aix leur est nécessaire.

Service de l'hôpital.

Cet hospice, fondé en 1813 par Sa Majesté la reine Hortense, augmenté par M. W. Haldiman, s'est enrichi des dons du roi Charles-Félix, du marquis Costa de Beauregard, et de Sa Majesté l'empereur Napoléon III.

Pour y être admis, il faut, outre le certificat d'indigence, consigner entre les mains du caissier la somme de 35 francs. Le prix des places payantes est de 1 franc 50 centimes par jour. Les malades qui reviennent de la douche en chaise à porteurs, payent en outre 30 centimes par port.

Toute demande d'admission doit être adressée quelque temps à l'avance à M. le *Directeur de l'Hôpital*.

Emploi médical des eaux.

BOISSON. — Il existe en ville des fontaines publiques d'eau thermale ; mais c'est ordinairement dans l'Établissement qu'on va boire les eaux. — Quant à la source ferrugineuse de Grézy, celle alcaline de *Saint-Simon*, celles de *Marlioz*, se trouvant placées à peu de distance de la ville, elles deviennent le but d'une excursion à la fois agréable et salutaire. — L'eau de *Soufre* de l'Établissement et celles de *Marlioz* sont surtout employées dans les dartres rebelles, les affections lymphatiques, les amygdalites, les irritations de la gorge ou du poumon ; l'eau d'*Alun l'est spécialement* dans les vomissements nerveux et certaines dyspepsies ; l'eau *ferrugineuse*, pour combattre les gastrites chroniques, les pâles couleurs, l'anémie, la leucorrhée, le catarrhe vésical, et en lotions dans les ophthalmies. Quant à l'eau de *Challes*, dont l'action est si variée et si puissante, on peut dire avec certitude qu'ajoutée aux bains d'Aix et recevant des eaux d'Aix la thermalité qui lui manque, elle acquiert ici une activité qu'elle ne possède pas à sa source même.

Bains. — Les eaux d'alun et de soufre, pures ou mélangées, servent à composer les bains qu'on prend quelquefois pour plus de commodité à domicile. Le médecin prescrit aussi, le plus souvent, les bains de l'Établissement, l'abondance des sources permettant d'y renouveler l'eau, en conservant sa température uniforme. Ils conviennent surtout aux tempéraments irritables et épuisés qui ont besoin d'une douce stimulation. Ils sont préférables à la douche pour combattre le rhumatisme lorsqu'on a lieu d'en redouter la métastase ou déplacement.

Douches. — La chaleur, la disposition des sources et

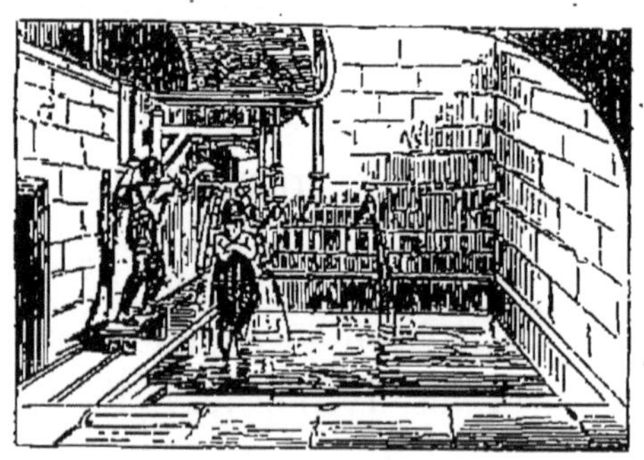

Douche écossaise.

leur élévation naturelle ont permis de donner aux douches d'Aix une perfection qu'on ne trouve pas ailleurs.

— Il y a des douches mitigées pour les personnes délicates ; des douches de toute espèce, générales ou locales, pour le menton, le nez, les yeux, les oreilles, etc. ; enfin, des douches écossaises, alternativement chaudes et froides, si utiles pour combattre les affections nerveuses, la faiblesse générale, le rhumatisme et la paralysie.

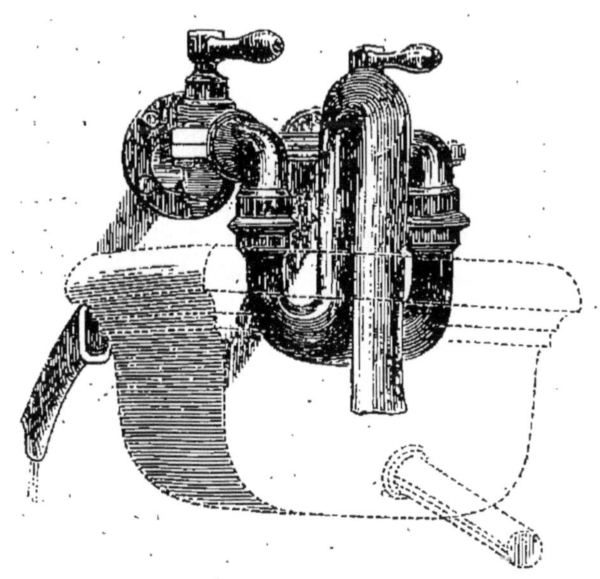

Cuvette perfectionnée pour le mélange des eaux.

Aucun établissement thermal n'est, sous le rapport des douches, aussi complétement outillé.

La différente densité des trois espèces d'eaux usitées dans les douches, provenant surtout de leur température diverse, fut longtemps un obstacle à leur parfait mélange, lequel s'obtient aujourd'hui à l'aide d'un ingénieux appareil dû à M. l'ingénieur François, et dont nous donnons ici le dessin.

Salles d'inhalation. — Utiles dans les laryngites et bronchites chroniques, l'aphonie, les bronchorrhées, l'asthme humide, certaines névroses pulmonaires, ainsi que dans la phthisie laryngée.

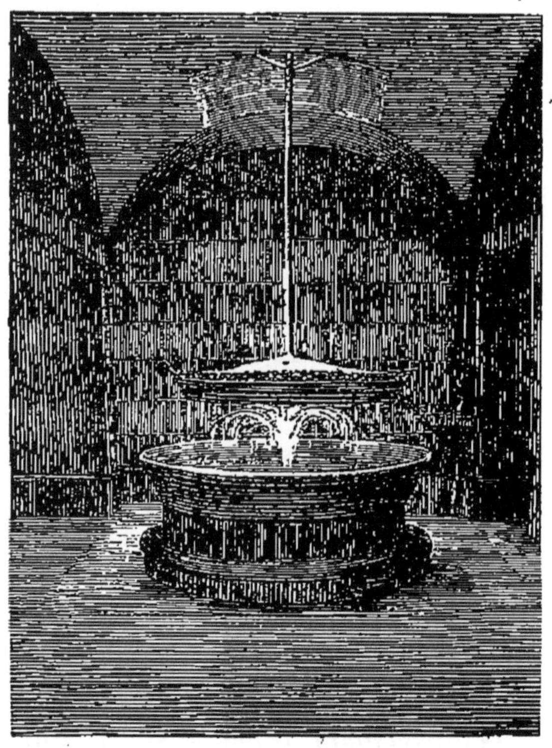

Appareil des salles d'inhalation.

L'eau thermale, pulvérisée convenablement, est employée dans les salles d'inhalation d'Aix dans certains cas d'ozène et d'affections chroniques des muqueuses.

La douche pharyngienne directe et celle à gouttelettés réfléchies, placées à l'entrée de la salle supérieure d'inhalation, sont employées avec succès pour combattre la pharyngite granuleuse, l'engorgement des amygdales et le relâchement des cordes vocales chez les chanteurs. Nous en avons connu dont la voix perdue dès longtemps leur revenait séance tenante et y reprenait un éclat inaccoutumé.

Vapeur. — Plusieurs pièces voûtées servent à concentrer les vapeurs d'eau minérale. Pendant que dure le bain de vapeur, le malade a les pieds plongés dans l'eau chaude ou reçoit la douche sur les extrémités in-

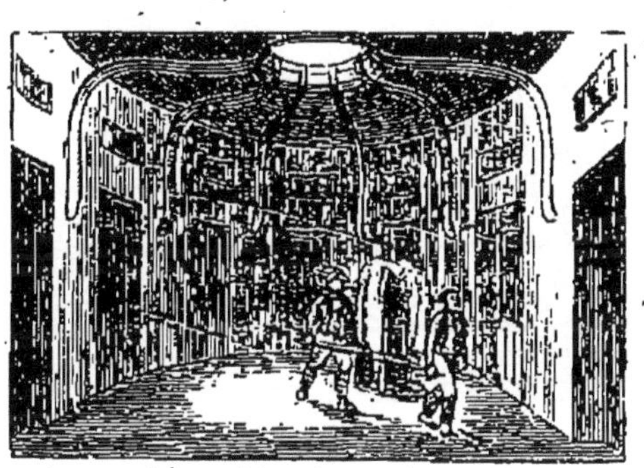

Vaporarium.

férieures, afin de prévenir toute congestion cérébrale. — Outre l'activité qu'ils impriment aux organes, ces bains communiquent au teint plus de finesse et de fraîcheur, et à la peau plus de souplesse, de même que les fleurs fanées y reprennent la vie et la couleur.

De la sudation. — Soit après le bain de vapeur, soit après la douche, le malade est communément enveloppé dans un drap de toile, ou mieux dans un peignoir de flanelle[1], puis *emmaillotté* dans une couverture de laine et transporté jusque dans son lit, qu'on a eu soin de chauffer. La sudation se prolonge environ une heure, pendant laquelle le sécheur[2] essuie le visage, administre la boisson prescrite, jusqu'au moment où il ôte le *maillot* et vous change de linge.

D'autre fois, dans le but d'éviter la sueur, il termine la douche par un bain ou quelques affusions fraîches et s'en retourne à pied ou en chaise.

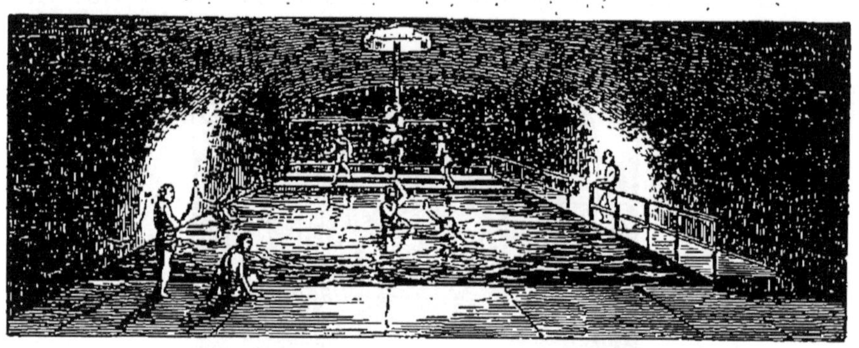

Bains de natation munis d'appareils gymnastiques. — Ainsi que l'ont signalé de célèbres orthopédistes, l'exercice de la natation dans un milieu tonique tel que l'eau thermale d'Aix est un des meilleurs remèdes à opposer

[1] Le drap, les serviettes et la couverture nécessaires pour cette opération sont fournis gratuitement par les logeurs.

[2] Les sécheurs et sécheuses sont des personnes de confiance attachées à chaque hôtel, pension, maison à louer, spécialement chargées d'accompagner les malades aux bains et des soins domestiques qui les concernent dans l'usage des eaux. Leur rétribution ne saurait être moindre de 60 centimes par jour.

à la faiblesse du système osseux. Ce moyen, parfaitement approprié aux jeunes personnes, sert à les fortifier, à leur donner plus d'aisance, de souplesse, et à prévenir ou à corriger les imperfections de la taille. Il produit souvent des guérisons remarquables chez les scrofuleux, les rachitiques, et chez ceux qui sont affaiblis par des excès ou une trop rapide croissance.

Boues minérales. — Ces boues, qui sont aujourd'hui moins usitées, faute d'un agencement convenable pour les recueillir, se composent en grande partie de glairine ou matière azotée des eaux. Je les ai employées plus d'une fois avec grand avantage, soit sur des malades de l'hôpital d'Aix, soit dans la pratique civile, pour combattre des ulcères gangréneux, les rétractions suite de brûlure et quelques maladies circonscrites de la peau et des articulations.

Des sources minérales environnantes.

Ainsi qu'on l'a vu plus haut, indépendamment des eaux thermales d'Aix, plusieurs autres sources minérales des environs forment un accessoire utile au traitement, et produisent des résultats qu'on aurait peine à obtenir d'une autre combinaison. Ce sont celles de :

Marlioz[1], — à 15 minutes de la ville, minéralisées par le sulfure sodique, l'iode, le brome et le gaz sulfhydrique libre, marquant de 24 à 30 degrés au sulfhy-

[1] Service d'omnibus, pour Marlioz, plusieurs fois par jour. Prix : 60 centimes. Départ de la place Centrale.

dromètre, placées au milieu de charmants bosquets, très-fréquentées, et spécialement utiles dans les affections de la peau et des voies respiratoires. Les salles d'inhalation gazeuse froide, inaugurées en 1861, sont pourvues d'appareils pour la *pulvérisation* de l'eau, qui est ainsi aspirée sans efforts et sans décomposition de ses principes minéralisateurs. L'eau destinée à la boisson est chauffée par serpentinage, ce qui prévient sa décomposition.

Une partie de l'établissement est spécialement affectée aux douches dites pharyngiennes. Elle sont à jets directs ou à gouttelettes réfléchies, agissant sous une pression qui varie, suivant la prescription du médecin, de 1 à 5 atmosphères.

Des salles de bains, nouvellement construites par M. Mottet, des douches ascendantes, des appareils d'*aquapuncture* (système Mathieu, Exp. de 1867); un café-*restaurant* avec logements dans le parc, une laiterie, complètent cette remarquable installation qui sera prochainement reliée à Aix par un chemin de fer américain.

L'amygdalite chronique, l'angine granuleuse, l'asthme, la phthisie laryngée trouvent à Marlioz un remède efficace. L'hémoptysie y est quelquefois soulagée. Ces effets sont dus autant à l'action sédative et stupéfiante du gaz sulfhydrique sur la circulation qu'aux modifications constitutionnelles qui accompagnent constamment l'usage de cette eau.

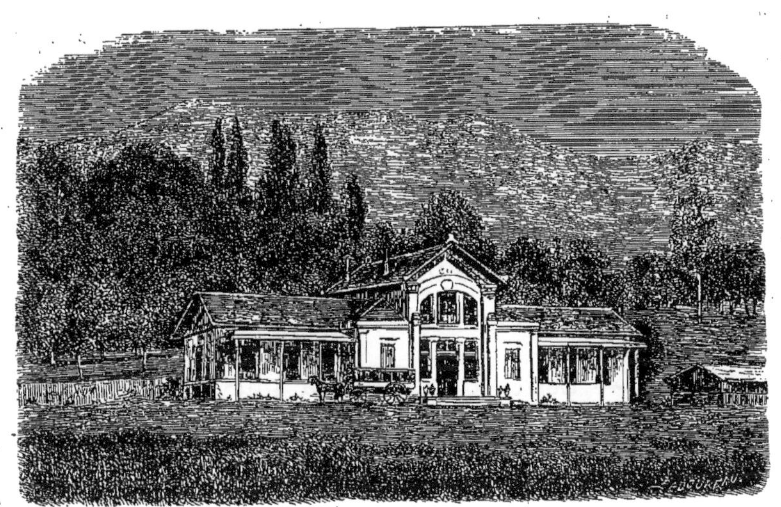

Établissement de Marlioz.

Saint-Simon. — Source alcaline magnésienne, employée avantageusement dans les névroses de l'estomac, la goutte, les affections vésicales, etc.

Challes, près de Chambéry. Ce sont les plus riches connues pour la sulfuration et l'ioduration. Elles renferment 559 milligrammes de sulfure hydraté de sodium et de 0,01 d'iodure de potassium par 1,000 grammes d'eau. — D'après M. Calloud, 6 litres d'eau de Challes dans un bain des eaux d'Aix le rendent plus soufré que la plus sulfureuse des eaux des Pyrénées.

Grésy. — Source ferrugineuse crénatée, à dix minutes d'Aix, par le chemin de fer, formant une boisson tonique agréable et d'une digestion facile et utile, dans la leucorrhée et l'anémie.

Coise. — Cette source est la plus alcaline de la Savoie. Comme élément caractéristique, elle contient du bicarbonate *ammonique*, et en outre du gaz protocarburé d'hydrogène, de la glairine et de l'iodure de potassium à la dose de 5 centigrammes par litre, qui lui communique à la longue l'odeur safranée de l'iode. Cette eau, d'après l'expérience de notre regretté et savant confrère M. le docteur Rilliet (de Genève), et ce que nous avons constaté nous-même jouit, de propriétés fondantes énergiques. On l'emploie avec succès pour combattre l'induration du foie, le goître et les engorgements parenchymateux.

Eau de la Bauche, récemment découverte, la plus riche en bicarbonate et crénate de fer qui soit connue, recommandée dans l'aménorrhée, la chloro-anémie, la gastralgie, la migraine et les névroses. *Elle contient 110 milligrammes de peroxyde de fer par litre.* Chauffée à 32 degrés, elle conserve encore la moitié de son fer et supporte le transport parfaitement.

En jetant un coup d'œil sur le tableau ci-joint des analyses chimiques de sources aussi variées que celles qui précèdent, on concevra quelle peut être leur puissance thérapeutique, si elles sont habilement combinées par un médecin expérimenté. Aussi ce dernier obtient-il, par la seule action des moyens que la nature met ici à sa disposition, les trois sortes de médications : *excitante*, *déprimante* et *perturbatrice*. Telle est la raison du cadre, proportionnellement plus étendu qu'ailleurs, des maladies que nos eaux embrassent dans leur sphère d'activité.

De la saison des eaux.

Bien qu'on puisse, à la rigueur, prendre les eaux en toute saison, l'expérience m'a appris que les malades rhumatisants doivent préférer la saison printanière, les goutteux l'été, les paralytiques le printemps et l'automne. J'ai vu aussi des individus atteints de scrofules, de carie osseuse, de tophus articulaires, prolonger avec un avantage marqué leur cure thermale pendant tout l'hiver. Les sujets à poitrine délicate dont l'état s'aggrave par un air sec et froid se trouvent bien de passer l'hiver à Aix.

Durée du traitement.

La durée du traitement est généralement de vingt-cinq à trente jours pour une saison. Lorsque le mal a quelque intensité ou qu'il dure depuis longtemps, il est souvent préférable d'administrer les eaux d'une manière plus douce, mais d'en prolonger l'usage, en faisant, après quelques jours de repos, une deuxième et même une troisième cure.

Précautions avant la cure.

Toutes les fois qu'il existe des symptômes d'embarras gastrique, il faut, avant de prendre les eaux, les faire disparaître par quelque laxatif : l'huile de ricin, la limonade de Rogé, l'eau de Birmenstorf. L'avantage qu'offre cette eau est qu'elle purge doucement, que son effet se prolonge et ne laisse point après elle ces constipations opiniâtres qui succèdent si souvent à l'emploi des purgatifs ordinaires. S'il y a prédisposition aux congestions sanguines, surtout du côté du cerveau, dans les cas d'évacuation sanguine supprimée et d'une habitude dès longtemps contractée de ce moyen, la saignée devient nécessaire.

Les personnes atteintes de rhumatisme, syphilis, maladies cutanées chroniques se prépareront au traitement thermal par les boissons sudorifiques ; les malades nerveux, à fibre sèche et irritable, par des bains d'eau douce amidonnée. Ces moyens préparatoires, non indispensables, mais toujours utiles, seront employés pendant un temps plus ou moins long, d'après la connaissance qu'a le médecin ordinaire de la constitution du malade.

Précautions pendant la cure.

1° L'action des eaux étant énergique, les malades doivent se conformer très-strictement aux prescriptions qu'un médecin prudent leur laisse ordinairement *par écrit*, afin d'éviter toute cause d'erreur qui leur serait préjudiciable.

2° Pendant que le malade est soumis à l'action des eaux, on dirait que l'économie tout entière a besoin de plus de repos et d'un peu de *recueillement*, ce qui lui fait un devoir d'éviter toute impression morale ou physique trop vive.

3° Se défier du surcroît d'appétit que donne l'air nouveau et très-oxygéné de nos montagnes.

4° Accorder la préférence aux aliments de facile digestion. Ne se baigner que trois ou quatre heures après avoir mangé, et mieux étant à jeun.

5° Éviter la fraîcheur du soir, surtout en stationnant sous les arbres, dans les cours ou les rues, et rarement se promener dans la plaine après le coucher du soleil.

6° Adopter les vêtements chauds et légers, et de préférence ceux de laine.

7° Ne pas rechercher de trop fortes transpirations; car, suivant la juste observation du docteur Herpin (de Metz), bien que les eaux d'Aix débilitent relativement moins que d'autres eaux, la sueur ne devient utile qu'autant qu'elle est mise par le médecin en rapport avec les forces individuelles. Du reste, le malade fera mieux de compter pour sa guérison sur la modification constitutionnelle, lente et progressive qui survient constamment à la suite d'un traitement thermal sagement dirigé. En ceci, comme en toute autre chose, il faut se garder des donneurs d'avis, qui sans être médecins, et sans avoir égard à l'âge, au tempérament et aux complications morbides, prolongent la maladie par des conseils intempestifs.

8° Après la douche, le séjour au *maillot* ne dépassera pas une demi-heure, pour peu que le malade ait à ménager ses forces.

9° Les dames interrompront la cure thermale à certaine époque.

10° User de tout modérément, mais éviter spécialement l'excès des choses dont l'action est diamétralement opposée à celle des eaux, qui est de pousser du centre à la périphérie : tel est l'usage immodéré des boissons glacées, des sorbets, des acides, des viandes salées, qui, par leur action stimulante sur le tube digestif, tendent à diminuer ou à suspendre la transpiration habituelle.

11° L'éruption cutanée connue sous le nom de *poussée des eaux* ne nécessite d'interrúption que lorsqu'elle s'accompagne de symptômes fébriles.

12° Les personnes délicates et maladives feront toujours bien de ne pas se mouiller les cheveux dans le bain : elles éviteront des rhumes, des fluxions aux oreilles et des maux de dents.

13° On évitera de se laisser aller au sômmeil tant qu'on sera dans le bain ; mais si plus tard on s'y sent porté, on doit le considérer comme un symptôme du calme produit sur le système nerveux et comme un signe du retour de l'harmonie dans les fonctions animales, base de toute action restauratrice.

14° Bien qu'il soit quelquefois utile de recourir à des médicaments, nous ne les conseillons que lorsqu'il y a urgence, par la considération qu'à Aix-les-Eaux, le changement de vie et de climat suffisent pour agir d'une manière curative. Ceci a lieu surtout lorsque le malade y arrive avec des organes digestifs déjà fatigués et très-impressionnables.

15° La cure une fois commencée ne doit être suspendue que d'après l'avis du médecin, car toute interruption intempestive peut la rendre incomplète et infructueuse.

Précautions après la cure.

1° Le traitement une fois terminé, le baigneur se rappellera que les pores restent plus ouverts, l'exhalation de la peau plus active. Ce qui doit l'engager à rentrer paisiblement dans son pays et à éviter toutes les causes de refroidissement. — De là découle aussi la nécessité, lorsqu'on a des excursions à faire dans les montagnes, de les faire avant de commencer la cure ou de choisir l'intervalle entre deux saisons thermales.

2° J'insisterai auprès du malade pour que, de retour chez lui, il mette un repos de huit à dix jours avant de reprendre ses occupations habituelles, surtout si elles exigent une certaine tension d'esprit ou des fatigues énervantes.

3° Il favorisera la transpiration, pendant quelques jours encore, par des boissons sudorifiques, suivant en ceci, toutefois, les recommandations de son médecin, ou en prolongeant son séjour au lit à l'heure où il revenait de la douche. L'observation nous a appris que ces sueurs critiques, si elles sont modérées, peuvent avoir une influence heureuse sur la guérison.

Du mode d'action des eaux et de leur effet consécutif.

Les eaux ont pour effet d'agir primitivement sur la diathèse ou vice général entachant l'économie. Elles exercent :

1° Une action spécifique, par l'absorption des principes chimiques minéralisateurs ;

2° Une action dépurative générale, en augmentant l'action des vaisseaux absorbants et le jeu de toutes les sécrétions ;

3° Une action locale sur la peau ainsi que les tissus sous-jacents, et spécialement une action révulsive, au moyen des douches localisées sur les parties éloignées du mal.

Tel est le secret de l'influence des eaux dans le plus grand nombre des maladies. Cet effet est d'autant plus sûr qu'il s'est produit d'une manière graduelle, comme toutes les améliorations lentes, mais durables.

Je terminerai par une remarque importante, savoir, que souvent, pendant le traitement thermal, les souffrances sont augmentées. — Mais que les malades, loin de se décourager, se rassurent; qu'ils continuent leur cure aussi longtemps que les docteurs de la localité le leur conseillent : dans la majorité des cas, ils seront amplement récompensés de leur persévérance, car, si les eaux semblent d'abord avoir exaspéré quelques symptômes, c'est afin d'arriver plus sûrement à en débarrasser l'organisme.

Nombre proportionnel des maladies observées à Aix.

I.	Rhumatisme et goutte	390
II.	Maladies de la peau	169
III.	Affections lymphatiques	107
IV.	Maladies des os	92
V.	Syphilis	79
VI.	Paralysies	56
VII.	Affections nerveuses	73
VIII.	Maladies anomales	34
	TOTAL	1000

ANALYSE DES PRINCIPALES SOURCES D'EAUX MINÉRALES USITÉES A AIX EN SAVOIE.

SUBSTANCES contenues DANS 1,000 GRAMMES D'EAU	DE SOUFRE sulfureuse J. BONJEAN 1838	D'ALUN saline J. BONJEAN 1838	SAINT-SIMON saline DE KRAMMER 1853	MARLIOZ sulfureuse alcaline J. BONJEAN 1850	CHALLES sulfureuse alcaline iod. et brom. O. HENRY 1842	COISE alcaline iodurée et bromurée P. MORIN 1851
Hydrogène protocarboné. . .	»	»	»	»	»	0.0171
Azote.	0.03204	0.08010	»	0.77 centi-	traces	0.0262
Acide carbonique libre. . .	0.(·2578	0.01334	»	4.64 mètres	»	0.0095
— sulfhydrique libre. . .	0.04140	»	»	6.70 cubes	»	—
Oxygène.	»	0.01840	»	»	»	0.0063
Acide silicique.	5 00 ·00	0.004·0	0.008856	0.006	»	—
Silicate de soude.	»	»	»	»	0.0410	—
— d'alumine et de chaux.	»	»	»	»	»	0.0167
Phosphate d'alumine. . . .			»			—
— de chaux.	0.00249	0.00260	»	»	0.8050	traces
Fluorure de calcium. . . .			»			—
Sulfure de sodium.	»	»	»	0.067	0.2950	—
— de fer et de manganèse.	»	»	»	»	0.0015	—
Carbonate de chaux.	0.14850	0 18100	0.235217	0.186	0.0450	0.0115
— de magnésie. . . .	0.02587	0.01980	0.016162	0.012	0.0300	0.0191
— de soude.	»	»	»	0 099	0.1377	0.0814
Bicarbonate de potasse. .	»	»	»	»	»	0 0045
— de fer.	0.0086	0.00936	traces	0.015	»	—
— de manganèse. . .	»	»	»	0.001	»	—
— d'ammoniaque. . .	»	»	»	»	»	
— de strontiane. . .	traces	traces	»	»	0.0100	—
Sulfate de soude.	0.09602	0.04240	»	0.028	0.0730	0.0151
— de chaux.	0.01600	0.01500	»	0.002	»	—
— de magnésie.	0.04527	0.03100	0.011241	0.018	»	—
— d'alumine.	0.05480	0.06200	»	»	»	—
— de fer	traces	traces	»	0.007	»	0.0033
Chlorure de sodium.	0.00792	0.01400	»	0.018	0.0814	—
— de magnésium. . .	0 01221	0.02200	0.000298	0.014	1.0100	—
Iodure alcalin.	traces	»	»	(potassique) quant. indét.	0.0099 (potassique)	0.0041 0.0034
— de magnésium. . .	»	»	»	»	»	—
Bromure de potassium. . . .	»	»	»	quant indét.	»	0.0077
— de sodium.	»	»	»	»	0.0100	—
— de magnésium. . .	»	»	»	»	»	—
Glairine.	quantité indétermin.	quantité indétermin.	0.0206 6	quantité indétermin.	0.0221	0.0015
Crénate d'oxyde de fer. . .	»	»	»	»	traces	0.0122
Oxyde aluminique.	»	»	0.001722	»	»	—
— magnésique. . . .	»	»	0.014895	»	»	»
Sulfate potassique	»	»	0 007093	»	»	»
Perte.	0.01200	0.00724	0 002626	0.017	0.0325	»
Parties solides s. 1000 gr. . .	0.45000	0.41070	4.323750	0.429	0.855	0 9733
Température centigrade. . .	45°.0	46°.0	20°	15°.0	12°.0	12°.5

PARTIE TOPOGRAPHIQUE

Nourriture et logements.

L'étranger trouve à Aix toute espèce de facilités, plus de cent hôtels ou maisons garnies, des tables d'hôte et des pensions à tous prix. — La nourriture et le logement coûtent, prix moyen, 6 à 12 francs par jour ; on en trouve aussi à 4 ou 5 francs dans les hôtels et maisons tenant pension. Un appartement de cinq ou six pièces, avec salon, cuisine, écurie, remise, coûte de 15 à 30 francs par jour. On nourrit également à domicile. On peut encore tenir son ménage, en amenant ses domestiques ou en se procurant une cuisinière du pays.

Hôtels.

Guilland, 1er et 2e hôtels (jardins).
Hôtel Impérial et hôtel du Globe, *rue du Casino.*
H. des Ambassadeurs *rue du Casino.*
H. des Princes, *rue de Chambéry.*
H. des Trois-Rois, *rue de Genève.*
H. de l'Univers, *rue du Casino.*
H. de l'Europe, *rue Berthollet* (près des Bains).
Hôtel Français, *rue des Bains.*
H. d'Italie, *rue des Écoles.*
H. Jandet, *rue du Casino* et *rue de Chambéry.*
H. de Lyon, *rue du Casino.*
H. Prunier, *rue de Chambéry* et *place Centrale.*

H. Gaillard, *rue de Genève.*

H. de Paris, *rue des Soupirs.*

H. du Chemin-de-fer, *rue des Soupirs.*

H. Durand, *rue des Bains.*

H. du Soleil-d'Or, *rue de Genève.*

Curtelin, aubergiste, *place centrale.*

H. d'Angleterre, *rue Tochon.*

Pension et restaurant chez Abbé, *rue des Bains.*

Pension de l'Arc romain, *place Campanus.*

Chabert, Dussuel, *place des Bains romains.*

Perret Julie, *place centrale.*

Bossu, Joseph Bocquin, Maniglier, Folliet, Gaïme, Garin, *rue des Écoles.*

Bocquin (Michel), Suchet, Simonnet, Perrou, *rue de Chambéry.*

Gautier, Garin Secret, Archiprêtre, *rue de Genève.*

Pension de la Grotte, *rue de Pugny.*

Restaurants à la carte.

Café Dardel, café Bolliet, Abbé, *rue des Bains.*

Favre, *rue de Genève;* hôtel des Princes, *rue de Chambéry.*

Chiron, café-restaurant du Chalet-Impérial, *ruelle du Casino.*

Logements garnis classés par quartiers, en commençant par le haut de la ville, soit dans le voisinage des Thermes.

Degallion fils, Rouphe de Varicourt (jardins), Burdet, *rue de Mouxy.*

Rosset Mariette, *rue de Pugny*.

Degallion père (jardin), Rebaudet, Rivollier, Monnet, Piquet, Dardel, Bocquin, Vidal, *rue des Bains*.

Duvernay, Degallion, *rue du Bain d'Henri-Quatre* (jardins).

Molingal, Garin, Davat, Bovagnet, Ver, Vidal, Grosbert, Jarrier, *rue des Écoles*.

Dronchat, Chapot, Domenget (Ernest), *rue du Dauphin*.

Duvernay frères, Domenget (Prosper), Domenget (Claudius), Forestier, Duvernay, Gaillard, Simon, Bolliet, Vidal, Rivollier, Dardel, *place Centrale*.

Berthier, Bouton, *rue de l'Église*.

Verchère, *rue du Temple-de-Diane*.

Renaud, Bocquin, Chiron, Perret, Carraz, Rose-Marjollet, Bojey, Gay, Damesin, Berthier (jardins).

Cochet-Bertin, Vial, Girod, Villemet, Chambon, *rue de Chambéry*.

Maison Venat (avec jouissance d'un beau jardin).

Ginet, Perret (Jeannette), Grangerat, Bocquin, Sonaz, Mottet, Bogey, *rue du Casino*.

Guichard, Bonnet, Chapuis, Duvernay, Gaillard, Garin, Cochet, Mathiez (Victor), Mathiez (Joseph), Bimet, Garin (Pierre), Simon, Blanc, Pilloux, Renaud; *rue de Genève*.

Maison *Mottet* (beau jardin), ancienne villa Bias, près de la gare, *chemin des Soupirs*.

Maisons de campagne à louer près d'Aix.

A *Saint-Innocent*, à *Marlioz*, à *Tresserve* et aux *Viviers*. La plupart de ces campagnes, situées à quelques minutes de la ville, offrent aux baigneurs, du confortable, un air pur, et la facilité de pouvoir suivre à Aix un traitement thermal.

Police.

Bureau de police et des passe-ports, à la mairie.

Services religieux.

Outre les divers services religieux de l'église catholique paroissiale, un service protestant a lieu chaque dimanche. Il existe aussi à Aix, pendant la saison thermale, un service anglican.

CASINO

On trouve dans ce bel établissement des salles de danse, de concerts et de jeux, un cabinet de lecture, un café, un restaurant, des jardins, des galeries couvertes utiles aux malades qui désirent se promener sans sortir de la ville. Grands bals le jeudi et le dimanche. Musique chaque soir.

Le Casino d'Aix appartient à une société anonyme composée d'actionnaires indigènes et étrangers. Il est administré par un comité composé de sept membres, présidé par l'un d'eux.

Règlement et tarif.

Article 1er. — L'ouverture du Cercle ou Casino aura

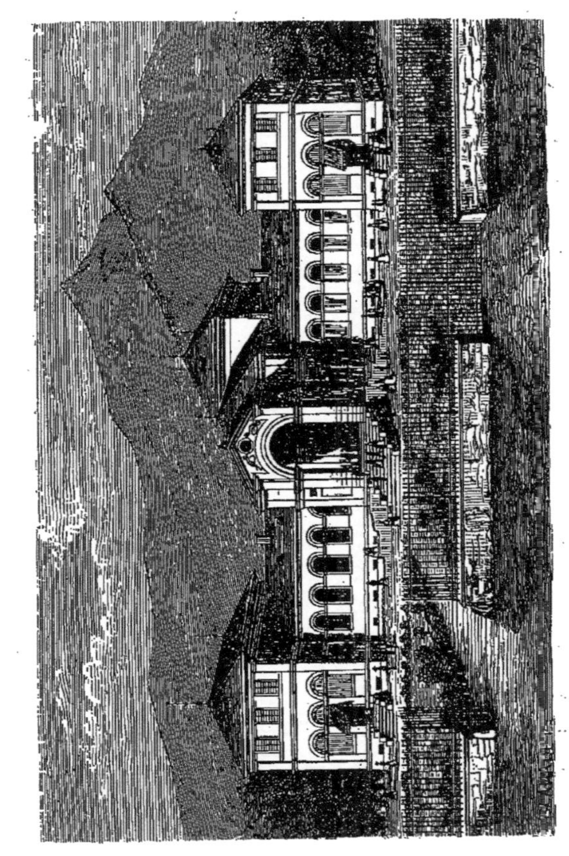

lieu le 15 mai de chaque année; il ne sera jamais fermé avant le 1er octobre.

Art. 2. — Les actionnaires et abonnés seuls sont admis dans les salons et autres dépendances de l'établissement. L'abonnement se fait sur la présentation d'un actionnaire ou de deux anciens abonnés ; il n'y a d'exception qu'en faveur des personnes invitées, qui devront, en entrant, présenter leur lettre d'invitation. MM. les médecins étrangers sont admis sans rétribution.

Art. 3.—Un commissaire est chargé de la surveillance générale. MM. les abonnés sont priés de déférer à ses observations et de s'adresser à lui en cas de réclamations.

Art. 4. — En cas d'excès graves de la part d'un abonné dans l'intérieur du cercle, sa carte d'entrée lui sera retirée, et il cessera à l'instant d'en faire partie.

Art. 5. — Le salons seront ouverts tous les jours de huit heures du matin à minuit, excepté les jours de bal, dont la clôture aura lieu à une heure du matin.

Art. 6. — Le grand salon n'appartient aux abonnés que les jours de bal, c'est-à-dire le jeudi et le dimanche : l'administration a le droit d'en disposer les autres jours.

Art. 7. — Les jours de bal, les hommes ne seront admis qu'en habit.

Art. 8. — Il est expressément interdit de sortir les journaux du cabinet de lecture.

Art. 9. — Les personnes non abonnées qui désireraient assister à un bal ou passer une soirée au cercle pourront prendre à la porte un billet d'entrée. Ce billet ne sera jamais valable que pour un jour, et ne changera rien au droit de présentation établi à l'article 2.

PRIX D'ABONNEMENT POUR LA SAISON

Chaque personne.	25 fr.
Deux personnes.	45 »
Une famille de trois personnes.	55 »
Une famille de plus de trois personnes. . .	65 »

(La fille mariée et la belle-fille non accompagnées de leurs maris peuvent être comprises dans le prix de 55 ou 65 fr. suivant le cas, comme aussi les instituteurs et institutrices).

Abonnement de lecture, Librairie, Papeterie. Articles de fantaisie.

MM. Bolliet (Henri), *place Centrale;* Bolliet (Gaspard), *rue de Chambéry.*

Bibliothèque choisie d'Aix.

S'adresser au presbytère.

Articles de fantaisie.

MM. Durand et Ronzière, *rue des Bains.*

Tirs à la carabine et au pistolet.

MM. Maisony et Colomber, *rue de Genève.*

Artificier.

M. Maisony fils.

Salon de lecture.

Revues, journaux français, anglais, italiens, au *Casino, pavillon à droite.*

Banque d'escompte et recouvrements.

MM. Anthonioz et Kunzmann, représentés par M. Henri Bolliet.

Banquiers.

MM. Ginet Jacquier, Tocannier.

Agent d'affaires.

M. Lansard.

Pianos à louer.

MM. Lajoué, Faendrick, accordeurs et marchands de pianos, à Chambéry.

Leçons de musique.

M. Molinassi, chef de musique de la ville ; MM. les artistes du Casino.

Vins étrangers et vins du pays.

M. Malinjoud, *place Centrale.*

Poste aux lettres.

Le bureau est ouvert, les jours ordinaires, de 7 à 12 matin, et de 1 à 7 soir.

Les jours fériés, de 7 à 12 matin, et de 1 à 7 soir.

COURRIER DE FRANCE

1re arrivée,	tous les jours,	à	10 heures du matin.
2e	—	à	4 h. du soir.
1er départ,	—	à	6 h. 10 du matin.
2e	—	à	4 h. du soir.

COURRIER D'ITALIE

Arrivée,	tous les jours,	à 4 heures du matin.
Départ,	—	à 8 h. 1/2 du matin.

COURRIER DE SUISSE

Arrivée,	tous les jours,	à 8 et 11 heures du matin.
Départ,	—	à 6 h. du matin. à 3 h. du soir.

Le prix des lettres est de 40 centimes pour les États

sardes, 30 cent. pour Genève, 20 cent. pour la France, 60 cent. pour la Prusse, 40 cent. pour la Belgique et 60 cent. pour l'Angleterre, *en affranchissant*.

Les imprimés coûtent 2 centimes par feuille pour l'intérieur, et 6 centimes pour l'étranger.

Télégraphie électrique.

Ouverture du bureau : de 7 h. du matin à 9 h. du soir.

TARIF D'AIX-LES-BAINS à	DE 1 A 20 MOTS (Adresse et signature comprises.)	
Bade (Grand-duché de). Bavière. Belgique. Luxembourg (Grand-duché de). Nassau. Prusse occidentale. Suisse. Wurtemberg et Hohenzollern.	3	»
Espagne. Italie. Pays-Bas. Prusse orientale.	4	»
États-Romains. Portugal.	5	»
Autriche. Hanovre. Mecklembourg Schwerin (Grand-duché de). Saxe (Royaume de).		»
Principautés de Moldo-Valachie et de Serbie.	7	»
Danemark.	8	»
Suède.	8	50
Londres.	9	»
Grèce. Turquie d'Europe.	10	»
Norwége. Russie d'Europe.	10	50
Russie, Région du Caucase.	13	50
Russie d'Asie, 1re région.	18	50
Russie d'Asie, 2e région.	26	50
Entre deux bureaux du même département de la France.	1	»
Pour le reste de l'Empire.	2	»
Pour l'Algérie (ou la Tunisie).	8	»

Moitié en sus des taxes ci-dessus pour chaque dizaine de mots (ou fraction de dizaine) au-dessus de vingt.

Moyens de transport.

Messageries Générales et Impériales, correspondant avec des services dans toutes directions. Arrivées et départs plusieurs fois par jour. Poste aux chevaux abondamment fournie.

Chemin de fer Victor-Emmanuel, station d'Aix-les-Bains.

DISTANCE EN KILOM.	VILLES	PRIX DES PLACES 1re		2e		3e		DURÉE DU TRAJET	
kilomètr.		fr.	c.	fr.	c.	fr.	c.	h.	min.
17	Chambéry. .	1	95	1	45	1	»	»	35
88	Genève. . .	10	25	7	65	5	50	2	35
151	Lyon. . . .	13	50	10	05	7	25	3	31
141	Mâcon. . .	16	10	12	»	8	70	4	02
266	Dijon. . . .	30	20	22	60	16	45	8	30
358	Besançon. .	36	05	26	95	19	65	13	05
465	Marseille.. .	52	90	39	60	28	95	15	»
581	Paris. . . .	65	50	49	05	35	85	14 21	03 expr. 40 omnib.
D'Aix à	Turin. . . .	40	»	36	30	31	35	18	»
	Milan. . . .	54	60	47	20	38	75	22	40

Des billets à prix réduits d'**aller** et **retour** pour Chambéry sont délivrées à la gare d'Aix, valables pour un jour.

On en délivre aussi à la gare de Chambéry pour Annecy et Albertville, valables pendant trois jours.

Les voyageurs porteurs de billets d'aller et retour ne sont pas admis dans les trains qui ne sont composés que de voitures de première classe.

CORRESPONDANCES

A Chambéry, voitures pour Saint-Laurent-du-Pont (Grande-Chartreuse), trajet en 3 heures.

A Chamousset, pour Albertville, Moûtiers, le Bourg-Saint-Maurice et Ugines.

A Saint-Michel, voitures à volonté pour Modane (travaux de la percée des Alpes) et Lanslebourg.

SERVICES DIRECTS

ENTRE PARIS ET	TRAJET EN	ENTRE GENÈVE ET	TRAJET EN
Aix-les-Bains. . .	14 h. 22 m.	Aix-les-Bains.. .	2 h. 47 m.
Chambéry. . . .	14 53	Chambéry. . . .	5 20
Turin.	30 50	Turin.	19 50
Milan.	36 55	Milan.	25 55
—		—	
ENTRE LYON ET		ENTRE TURIN ET	
Aix-les-Bains . .	4 22	Chambéry. . . .	15 51
Chambéry. . . .	4 55	Aix-les-Bains.. .	16 26
Turin.	20 55	—	
Milan.	20 33	ENTRE MILAN ET	
		Chambéry. . . .	21 27
		Aix-les-Bains.. .	22 »

Les départs et les arrivées du chemin de fer ont lieu en Savoie sur l'heure de Paris. La différence est d'environ 20 minutes de retard avec les horloges de Chambéry.

Il est expressément défendu à tous les maîtres d'hôtels, de pensions, de restaurants, ou à leurs employés, sécheurs, *pisteurs*, ainsi qu'aux portefaix, d'obséder le voyageur par leurs sollicitations, aux abords de la gare du chemin de fer, et de prendre ses effets sans un ordre précis de sa part.

Bateaux à vapeur.

Départ d'Aix pour Lyon à 7 heures du matin, lundi, mercredi, vendredi.

Bureau : chez Bolliet (Henri).

Départ de Lyon pour Aix à 5 heures du matin, mardi, jeudi, samedi.

(Trajet de Lyon à Aix en un seul jour. — D'Aix à Lyon en 8 h.) — Ce même trajet se fait en 12 h. par les Messageries.

Tarif des Crocheteurs.

1° Le prix des transports de l'intérieur de la ville jusqu'à la gare, et *vice versa*, est fixé comme suit :

Par colis, au-dessus de 25 kilogr. . . . . . . » 60 c.
Id. au-dessous de 25 kilogr. . . . . . » 20 c.

2° Les crocheteurs devront exhiber à toute réquisition des personnes qui voudraient les employer :

1° Leur autorisation d'exercer;
2° Un exemplaire de l'arrêté du maire portant règlement et tarif des crocheteurs.

Chevaux, voitures et chars pour la promenade.

Outre les omnibus, on a des voitures partant à volonté aux principaux hôtels, et chez MM. Lansard, Garin, Rabut, Fontaine, Carraz, Botti, Salazar, Benoît, Vernet, Simon, Bugnard, Bernard, etc., voituriers.

Tarif des courses.

VOITURES A 1 CHEVAL		VOITURES A 2 CHEVAUX	
Course de la durée de 25 m.	2	La course de 25 minutes. . .	3
L'heure (la première).	3	L'heure (la première).	4
— (les suivantes). . . .	2	— (les suivantes).	3
La journée.	15	La journée.	20
La demi-journée.	9	La demi-journée.	12

Les voitures de louage qui stationnent à la gare du chemin de fer seront toutes considérées comme omnibus faisant le service de la gare à la ville.

Le prix des places de ces voitures est fixé comme suit :

Par personne.	0,75
Par colis, au-dessus de 20 kil.	0,50

Les colis au-dessous de 20 kil. seront transportés sans frais.

ANES

Le tarif des courses à ânes est fixé comme suit :

1° A l'heure (chaque heure indifféremment).	1 fr.
2° A la demi-journée.	4 fr.
3° A la journée.	7 fr.

Toute heure commencée sera payée intégralement si elle est commencée depuis plus de trente minutes. — Au-dessous de trente minutes, on ne pourra exiger que 50 centimes.

Est considérée comme demi-journée l'occupation de la monture pendant plus de cinq heures et moins de six.

Est considérée comme journée entière l'occupation de la monture pendant plus de neuf heures et moins de dix.

Toute occupation de la monture en sus des laps de temps désignés comme journée ou demi-journée sera payée à l'heure.

Lorsqu'un loueur ou conducteur aura été retenu pour aller prendre une personne à domicile, le prix de la course lui sera dû à partir de son arrivée à la porte du promeneur.

Lorsque le promeneur renverra sa monture après être arrivé à destination, le retour sera payé au conducteur à raison du temps nécessaire pour se rendre du point de départ à celui d'arrivée.

BATEAUX A 3 BATELIERS ET 8 PLACES

Pour Hautecombe et le Bourget.	9 fr.
— Chatillon ou Savières.	14
— Bordeau.	4
— Brison-Saint-Innocent.	6
— Bonport.	4

BATEAUX A 2 BATELIERS ET COMPRENANT 6 PLACES

Pour Hautecombe et le Bourget.	8 fr.
— Chatillon ou Savières.	14
— Bordeau.	3
— Brison-Saint-Innocent.	5
— Bonport.	3

Les courses ou promenades faites sur le lac sans but déterminé d'avance seront payées à l'heure, savoir :

POUR LES BATEAUX A 3 RAMEURS

La première heure.	4 fr.
La seconde heure.	3
Chaque heure suivante.	2

POUR LES BATEAUX A 2 RAMEURS

La première heure.	3 fr.
La seconde heure.	2 50
Chaque heure suivante.	2

Tableau des hauteurs les plus remarquables de la Savoie et spécialement des environs d'Aix.

Le mont Blanc (1re ascension en 1786).	4,810 mètres.
Passage du grand Saint-Bernard. . .	2,491
— du petit Saint-Bernard. . .	2,192
— du mont Cenis..	2,066
Mont Iseran.	2,481
Col de Seigne.	2,461
Col du Bonhomme.	1,253
Col de Balme	1,181
Chamonix.	1,044
La Tournette	1,100
Le Môle.	948
Mont Salèves	612
Lac d'Annecy.	442
Lac de Genève.	378
Lac du Bourget	226
Aix (sol de l'église)	255
Chambéry.	263
Saint-Innocent.	274
Tresserve	317
Tour de Grésy.	340
Mouxy	406
Clarafond	475
Grotte des Échelles.	617
Pugny	504
Trévignin.	643

Montcel.	601 mètres.
Saint-Germain.	497
Tour de Cessens	702
Ontex	717
Le Châtelard (en Bauges).	762
Les Déserts..	940
Dent de Nivolet.	1,523
Dent du Chat.	1,618

Promenades aux environs d'Aix (non compris le retour)

Avenue de Vornoux et Avenue Marie. . .	5 min.
Nouveau boulevard du Chemin-de-fer.. .	5
Nouveau chemin des Côtes (air vif, points de vue ravissants).	10
Jardin Mollard (vue générale d'Aix).. . .	10
Roche du Roi (carrière des Romains). . .	20
Source de Saint-Simon.	25
Sources de Marlioz...	15
Colline de Tresserve, maison du Diable (Bellevue).	30
(Campagnes de Savoiroux, de Mévège, de Pierre-feu, Poulain, Leroy, Vivian.)	
Port de Puer.	40
(Principal lieu d'embarcation pour les promenades sur le lac[1].	

[1] La proximité du lac de Bourget, qui est très-poissonneux, est pour Aix un vrai trésor. Les meilleures qualités de poissons sont le *lavaret Coregonus lavaretus*), l'*ombre-chevalier* (*Salmo umbla*), la *truite*

Cascade de Grésy. . . . . 45 min.

C'est là que périt madame de Broc, sœur de la maréchale Ney. On y voit le monument sur lequel la reine Hortense a fait graver l'inscription suivante :

MADAME LA BARONNE DE BROC,
AGÉE DE VINGT-CINQ ANS, A PÉRI SOUS LES YEUX DE SON AMIE,
LE 10 JUIN 1813.
Ô VOUS QUI VISITEZ CES LIEUX,
N'AVANCEZ QU'AVEC PRÉCAUTION SUR CES ABIMES.
SONGEZ A CEUX QUI VOUS AIMENT.

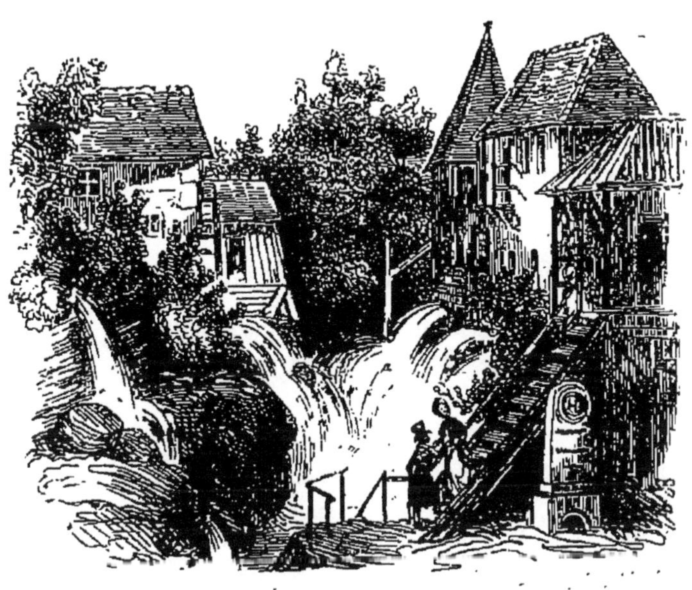

Cascade de Grésy.

Saint-Innocent. . . . . 45 min.

Fabriques de tissus en soie de lapin, très-utiles pour combattre le rhumatisme. — Le panorama des montagnes du Grésivaudan, couvertes de neige, du mont du Chat et du lac du Bourget, vu de *Saint-In-*

(*Salmo alpinus*), la *lotte* (*Gadus lota*), la *perche* (*Perca fluviatilis.*) On y compte 22 espèces de poissons.

nocent, rappelle le panorama si vanté des glaces de l'*Oberland bernois*, du lac de Thoune et du Stockhorn en Suisse.

A une demi-lieue du village dans la montagne de Saint-Innocent, près de la ferme de M. Gigot de Villefaigne, se trouve la curieuse caverne à ossements dite *Grotte des Fées*, d'où l'on jouit de beaux points de vue sur le lac et d'où l'on embrasse l'ensemble des remarquables habitations lacustres de la baie de *Grésine*. (S'adresser au fermier pour visiter la grotte.)

Château de Bonport	50 min.
Route du Sierroz (très-pittoresque). . . .	55
Château de Bordeau.	1 h.
Course au mont du Chat[1].	2
Haute-Combe, dévasté en 1793, restauré en 1824 par le roi Charles-Félix. .	2

(Le Saint-Denis, la solennelle et poétique sépulture des ducs de Savoie. — Voir, à un quart d'heure de là, la fontaine intermittente.)

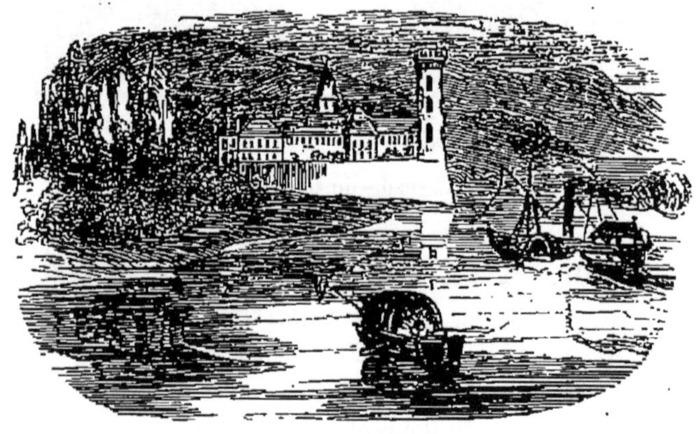

Haute-Combe.

[1] La tradition prétend qu'Annibal y opéra son passage dans le pays des Allobroges, marchant sur Rome, l'an 229 avant l'ère chrétienne.

Saint-Germain (voie romaine). . . . . . . 2 h.
Château de Châtillon. 4
Chambéry (les Charmettes, le château de la Motte, le Bout-du-Monde, les abîmes de Myans[1], le château de la Serraz) . 4

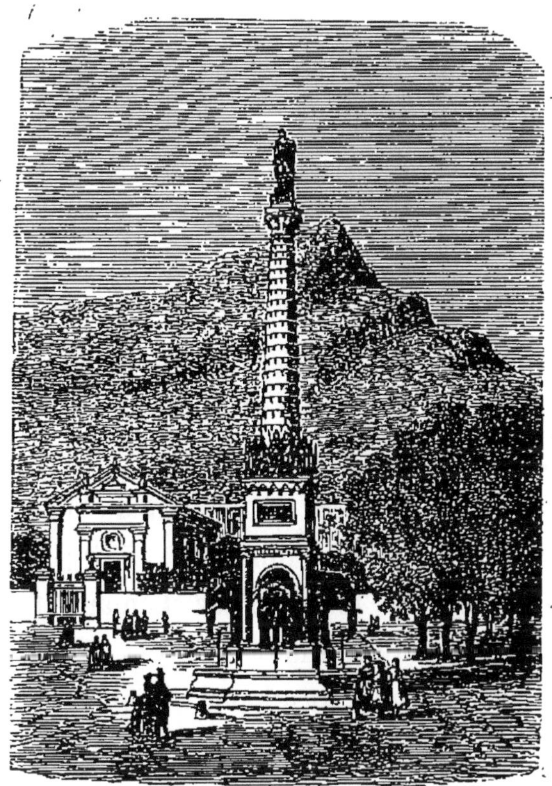

Fontaine de Chambéry, érigée à la mémoire du général de Boigne.

Annecy. . . . . 1 h. 1/2

(Musée, filatures, château et environs remarquables.) Bateaux à vapeur sur le lac correspondant avec

[1] Voir la notice historique et archéologique intitulée : *Sanctuaires et Abîmes* de Myans, par le baron Despine.

les trains arrivant d'Aix. La voie ferrée d'Aix à Annecy, inaugurée le 3 juillet 1866, est des plus pittoresques. Elle traverse les gorges de Fier, d'une majesté rude et menaçante.

Grotte de Bange. . . . . 4 heures.

(Longueur de la grotte, 900 pieds. Lac intermittent dans la grotte.)

Route de la vallée de Fier (voie romaine), très-pittoresque.. 4

(Aller par Rumilly et retour par Seyssel.)

Percée des Alpes (visite au tunnel).. . . 5

Excursions de trois ou quatre jours.

1° *Chamonix*, par Annecy, Bonneville, Saint-Gervais et retour par Martigny et le Chablais, ou par Mégève, Flumet, Albertville.

2° *Genève*, par Annecy et le pont de la Caille (hauteur du pont, 560 pieds ; longueur, 590 ; inauguré le 10 juin 1839); le tour du lac Léman, le pays de Vaud, et retour par Rumilly.

3° *La Grande Chartreuse*, par Chambéry, la Grotte, les Échelles, et retour par Grenoble et la vallée du Grésivaudan.

4° *Belley*, par le Bourget, le mont du Chat, Yenne, le pont de la Balme, et retour par Seyssel et la Chautagne.

5° *Tarentaise*, par la vallée de Savoie, Albertville, Moûtiers, les vallées de Beaufort et de Roselins, les établissements royaux des mines et salines, les bains de Brides ; retour par Faverges et Annecy.

6° *La vallée des Bauges*, par Saint-Pierre, le col du Frêne, le Châtelard, et retour par le pont du Diable et la grotte de Bange.

7° *Lyon*, par le mont du Chat, la voie ferrée ou le lac, le Rhône, et retour par Bourg, Nantua, et Seyssel ou par le Pont-Beauvoisin et la grotte des Échelles.

8° *Turin*, par la Maurienne, le mont Cenis, et retour par la vallée d'Aoste et le petit ou le grand Saint-Bernard, Courmayeur (vue admirable du mont Blanc et du mont Rose).

Nota. — La lyre et le burin ont célébré les plus chétifs hameaux de la Suisse, tandis que la Savoie, sa noble sœur, a été laissée dans l'oubli ; la Savoie cependant offre un vaste champ aux investigations du savant, de l'homme du monde et de l'artiste. Il est peu de contrées qui présentent autant d'intérêt dans un espace aussi limité : plantes rares, minéraux précieux, torrents, lacs, sombres forêts, fertiles vallées, glaciers, sites pittoresques, panoramas variés, monuments romains, ruines du moyen âge ; tout, dans ce pays, est digne d'attirer, et par ses beautés naturelles et par ses souvenirs, l'attention du baigneur et du touriste.

Une loi adoptée par le parlement sarde, le 7 juin

1856, avait assuré la vie d'Aix et de l'établissement des bains. Je ne saurais terminer cette notice sans en citer un extrait, à titre de souvenir :

I. La dépense pour la restauration et l'ampliation de l'établissement thermal en voie d'exécution sera basée sur celle établie lors de sa fondation. Celle-ci aura lieu moyennant un capital de 900,000 fr., qui sera fourni, un tiers par l'*État*, et les deux tiers par la province de *Savoie propre*, sur lesquels sont compris 100,000 fr. offerts par la ville de Chambéry et 60,000 par celle d'Aix.

II. Les travaux seront exécutés en conformité des plans de MM. François, ingénieur (inspecteur des eaux minérales de France), et Pellegrini, du 15 septembre 1854, et devront être terminés pour la saison thermale de 1859.

III. Les produits de l'Établissement seront destinés :

1° Au payement de l'intérêt de 5 pour 100 sur le capital versé par l'*Association ;*

2° Au prélèvement de 1 pour 100 pour l'extinction du capital de la dette.

IV. La dette une fois amortie, les revenus de l'Établissement seront employés, un tiers à des améliorations dans l'Établissement lui-même, les deux autres tiers à des œuvres de bienfaisance, spécialement à l'agrandissement de l'hôpital d'Aix, où seront admis gratuitement les militaires et les indigents du royaume.

CURIOSITÉS

La galeric des grottes thermales, dont nous donnons ici le dessin, est facile à visiter ; elle forme la principale entrée des curieuses cavernes de Saint-Paul[1],

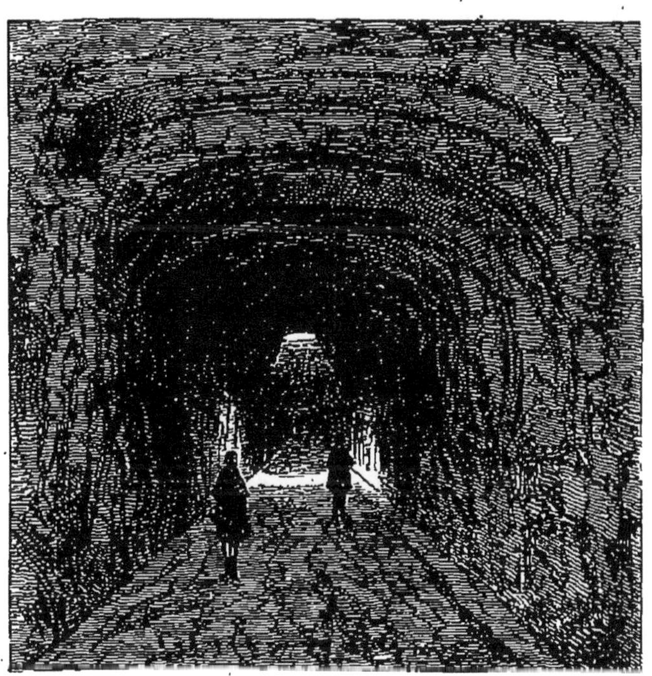

Galerie de captage de la source Saint-Paul.

où l'on ne pénétrait autrefois qu'à grand'peine, par la grotte des Serpents et le puits d'Enfer. Elle a 1m,40 de large sur 1m,80 de hauteur, et 90 mètres de lon-

[1] Ces grottes sont visibles de 8 heures du matin à 6 heures du soir, moyennant une carte du prix de 50 centimes prises au bureau de l'Etablissement thermal. Une affiche spéciale prévient MM. les étrangers des jours où on peut aussi les visiter illuminées à *giorno*.

gueur. A 80 mètres de l'entrée se trouve la fente large et profonde du rocher qui donne issue à la source. Une voûte épaisse construite sur ce gouffre s'oppose à la déperdition du calorique et des principes médicamenteux.

Ce remarquable ouvrage, commencé en avril 1855, sous l'habile direction de M. François, a duré un an. Il a eu pour résultat : 1° de maintenir à la source une température et une composition chimique plus constantes, en s'opposant aux infiltrations d'eau pluviale ; 2° d'augmenter considérablement le volume de la source et sa dose de principes sulfureux, qui, au point d'émergence, se trouve être de 4 degrés sulfhydrométriques.

Ces cavernes forment aujourd'hui deux étages distincts. Les supérieures, corrodées et revêtues de sulfuraire membraniforme, offrent une conformation exceptionnelle, due au métamorphisme de la roche calcaire par les vapeurs thermales imprégnées d'acide sulfurique. Aussi présentent-elles partout des formes fantastiques et bizarres : ici on croirait voir des crânes d'éléphants dénudés, des ossements monstrueux de mastodontes, de ptérodactyles et autres animaux antédiluviens ; là un lac dont les ondes semblent pétrifiées, et sur les aspérités desquelles on peut, non sans quelque difficulté, se tenir debout. Plus loin, ce sont de gracieuses coupoles ornées de pendentifs et de découpures de pierre d'une admirable légèreté. Dans la direction du sud, on distingue encore l'éminence rocheuse appelée *îlot Favrin*, du nom d'un célèbre doucheur attaché à nos thermes [1].

Une rampe de quarante-neuf marches conduit hors de ces cavernes par la rue du Puits-d'Enfer, située à 10 mètres au-dessus de la rue de Mouxy, celle par où l'on y avait pénétré.

ANTIQUITÉS ROMAINES

Bain romain. — Ce bain, qui était alimenté par les

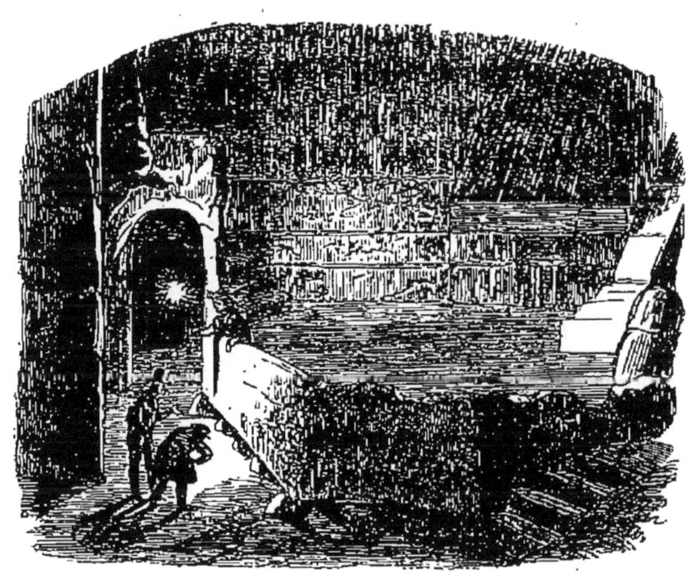

Bain romain.

sources provenant des cavernes de *Saint-Paul*, fait par-

[1] Voyez la description et le dessin que j'ai donnés de ces souterrains dans le *Bulletin des eaux* pour l'année 1837.

tie des thermes antiques existant sous la pension Chabert et qui offrent plusieurs points de ressemblance avec ceux que nous avons vus à Rome et à Pompéi. Sa forme est octogone ; tout autour sont des *scalaria*, ou gradins revêtus de marbre blanc ; il est supporté par une centaine de piliers quadrangulaires. Plusieurs des briques de cette construction portent en relief les noms des fabricants : *Clarianus*, *Cæsarcensem*, *Viriorum*, *Claria Numada*, dont on retrouve aussi les produits à Vienne (capitale de l'ancienne Allobrogie) et à Lyon. Autour des piliers règne un corridor où circulaient les eaux, et dont le plafond est percé d'une multitude de petites cheminées rectangulaires communiquant entre elles. Celles-ci permettaient aux vapeurs de s'élever dans la pièce supérieure, qui pouvait servir à volonté de vaporarium ou de bain d'immersion.

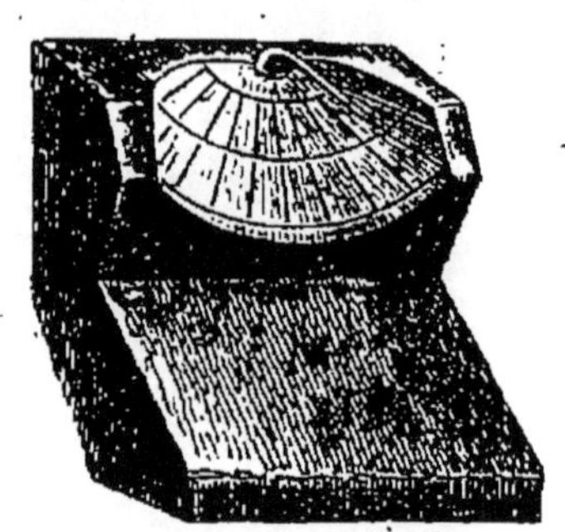

Cadran solaire antique.

On peut voir aussi chez M. Chabert, outre plusieurs autres précieux fragments, un cadran, ou *gnomon*, trouvé dans ces thermes, et creusé en cône dans un bloc de travertin dont voici les proportions :

Largeur de la face.	55	centimètres.
Hauteur.	52	—
Saillie de l'arrière à l'avant, prise à l'avant.	44	—

Ce cadran, divisé, selon l'usage des Romains, en douze parties égales par les lignes horaires, servait pour toutes les saisons, de manière cependant que l'intervalle qui marquait les heures en hiver était plus court que pour celles de l'été. L'ombre du style traçait cette différence par le plus ou moins de longueur de sa projection.

L'arc de Campanus, situé sur la place qui porte ce nom, à égale distance des deux sources. Ce monument, d'ordre toscan et ionique, formait l'entrée principale des thermes. Sa hauteur est de 9^{m}, 16, sa largeur de 6^{m}, 71 ; ouverture de l'arc, 3^{m},02. Ses inscriptions forment autant de dédicaces en l'honneur de la famille Pompeia ; les voici avec la traduction :

SUR L'ATTIQUE :

POMPEIO CAMPANO AVO A PATRE
A Pompeius Campanus, grand-père du côté paternel
CAIAE SECVNDIN. AVIAE A PATRE.
A Caia Secundina, grand'mère du côté paternel.
POMPEIAE MAXIMAE SORORI
A Pompeia Maxima, sa sœur
POMPEIO CAMPANO FRATRI
A Pompeius Campanus, son frère.

SUR L'ARCHITRAVE :

D. VALERIO GRATO.
A Decius Valerius Gratus.
CAIO AGRICOLAE.
A Caius Agricola.
POMPEIAE L. SECVNDIN. AMITAE.
A Pompeia Lucia Secundina, la tante
C. POMPEIO JVSTO PATRI ET PARENTIBUS.
A Pompeius Justus, le père, et à ses parents.

VOLVNTILIAE C. SENTIAE AVAE AMATAE.

A Voluntilia Caia Sentia, aïeule chérie.

C. SENTIO JVSTO AMATO.

A Caius Sentius Justus, aïeul chéri.

T. CANNVTIO ATTICO PERPESSO.

A Titius Cannutius Atticus Perpessus.

L. POMPEIO CAMPANO CAMPANI ET SENTIAE FIL.

A Lucius Pompeius Companus, fils de Campanus et de Sentia.

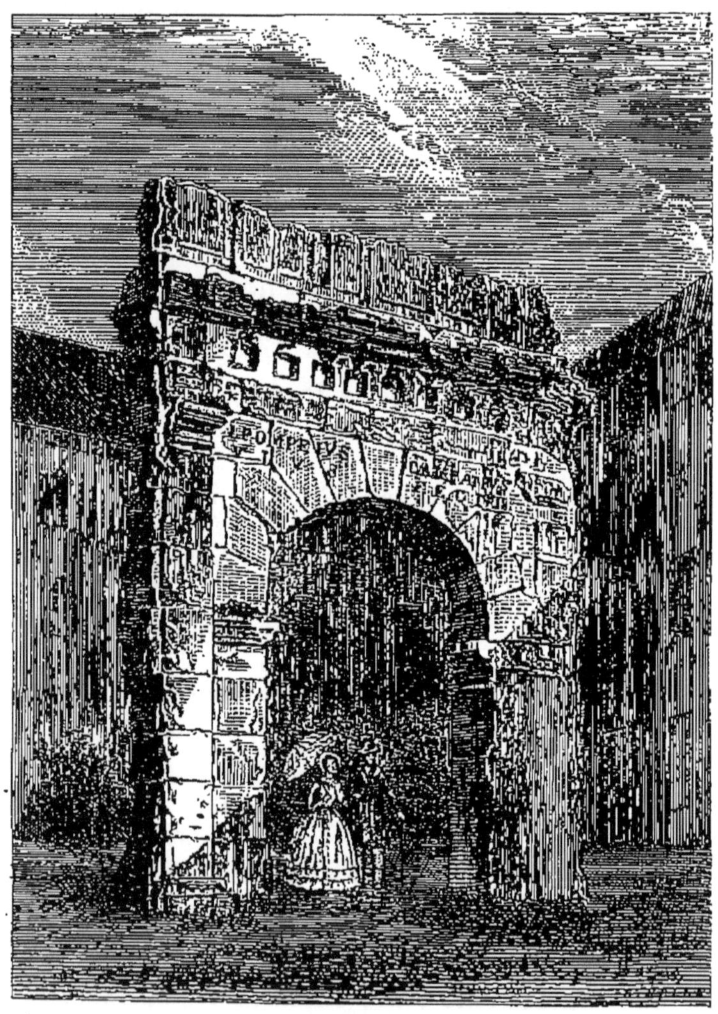

Arc de Campanus.

SOUS L'ARCHITRAVE :

L. POMPEIUS CAMPANVS VIVUS FECIT.

Lucius Pompeius Campanus, de son vivant, fit ériger ce monument.

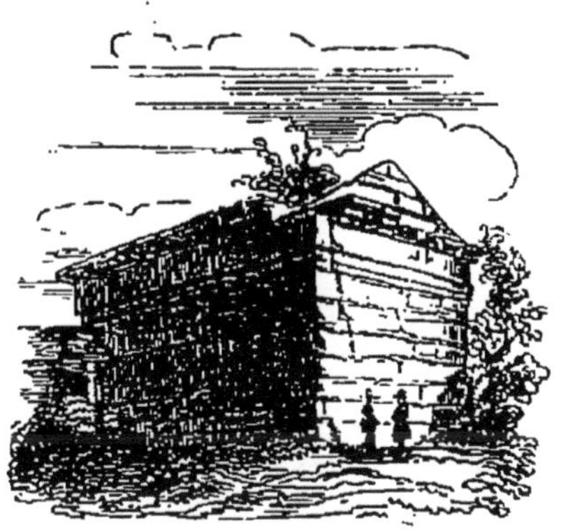

Temple de Diane.

Ce temple, aujourd'hui visible dans le jardin du presbytère, est composé de gros quartiers de pierre superposés sans ciment, provenant de la carrière dite des Romains, située à quelques minutes et au midi de la ville.

Largeur extérieure du temple.	13^m,40
Largeur intérieure, mesurée entre les deux architraves visibles des murs du pronaos.	10^m,30
Longueur de la Cella.	10^m,70
Longueur de la partie restante des murs du vestibule.	3^m,24

Sur les filets de l'architrave on remarque une saillie semblable à celle que présente le théâtre de Marcellus à Rome.

Nota. — Une inscription intéressante, trouvée au

Vivier (*Vivaria Romanorum*), près d'Aix, a été placée par les soins de M. le comte de POMMEREU dans l'avenue *Marie*. Elle paraît se rapporter à un illustre Allobroge devenu successivement édile, préteur, et enfin légat de la province d'Asie.

APPENDICE.

Nomenclature des pièces pathologiques faisant partie des collections de M. Despine, relatives à des malades soulagés ou guéris par l'usage des eaux d'Aix.

1° *Rétraction des doigts par cause rhumatismale ;*

2° *Rétraction des doigts par suite de lésion traumatique de l'aponévrose palmaire ;*

3° *Rétraction congénitale des doigts*, avec arrêt de développement, chez une fille de dix ans, guérie par l'usage des eaux et des appareils mécaniques employés à Aix ;

4° *Carie du cinquième os métacarpien*, guérie en quelques semaines par les eaux prises en douches et en boisson ;

5° *Arthrocace*, avec carie de l'olécrâne et huit orifices fistuleux, ce qui rendait imminente l'amputation. — Envoyée à Aix, en 1834, par le docteur Castelaz de Neuchatel ;

6° Ce même cas, représenté guéri après six mois de séjour à Aix ;

7° *Fracture de la tête du cubitus.* — La fistule qui existait à l'arrivée du malade s'est fermée, et au bout de trente-cinq jours, le malade, papetier à Bordeaux, a pu reprendre ses occupations ;

8° *Tumeur blanche énorme du genou avec hydartrose,*

sensiblement amoindries sous l'influence des bains de vapeur Berthollet et de la douche ;

9° *Tumeur blanche* du poignet ;

10° Le même cas, représenté guéri après trois saisons thermales ;

11° *Tumeur lymphatique* de la malléole externe guérie en trente-six jours ;

12° *Tumeur scrofuleuse* de l'os maxillaire droit, en voie de résolution ;

13° *Ulcère gangréneux* de la jambe, suivi de guérison.

14° *Tumeur sarcomateuse* de l'articulation huméro-cubitale avec œdème et trois fistules ;

15° Le même cas, en voie de guérison ;

16° *Eczéma* compliqué de pustules impétigineuses chez un garçon de douze ans ;

17° Le même, guéri après trois mois de traitement ;

18° *Lichen agrius* dégénéré et couvrant l'abdomen ;

19° Le même cas, guéri au moyen des étuves et des bains prolongés pendant plusieurs heures ;

20° *Bouton d'Alep* dégénéré et passé à l'état chronique ;

21° Le même cas, guéri par les douches, les bains et la boisson des eaux thermales ;

22° *Psoriasis* chez une femme de quarante-deux ans, dont l'état s'est amendé par suite du traitement qu'elle a suivi à Aix ;

23° *Ichthyose congénitale* chez une fille de dix ans ;

24° Le même cas, grandement amendé par l'usage des eaux ;

25° *Éléphantiasis* énorme de la jambe droite, amoindri par l'usage des douches d'Aix, alternativement chaudes et froides ;

26° *Syphilide tuberculeuse de la face ;*

27° Le même cas, après la guérison ;

28° *Périostose syphilitique des os du bras*, guérie en deux mois, après avoir résisté aux autres traitements ;

29° *Exostose de l'os frontal* et *syphilide du cuir chevelu ;*

30° Le même, représenté guéri en deux mois (ce malade a été revu par nous au bout de quinze ans ; la guérison ne s'était point démentie) ;

31° *Lésion traumatique,* suite de chute, qui a nécessité, de la part du docteur Bouchet (de Lyon), l'extraction complète de l'os *astragale ;*

32° Guérison complète sans ankylose, à Aix, après deux mois de traitement ;

33° *Ulcère variqueux* de la jambe, chez un homme de trente ans, guéri à Aix au moyen des douches et de la compression ;

34° *Erythema rubrum* passé à l'état chronique, et guéri par les bains du vapeur du vaporarium et des douches de la division d'Enfer ;

35° *Déviation des doigts*, suite de la goutte ;

36° Le même cas, très-amélioré par le traitement général et l'action de la vapeur localisée ;

37° *Tumeur* sur la main d'un enfant, guérie par traitement thermal ;

38° *Paralysie congénitale*, guérie par le massage et la douche ;

39° *Contracture nerveuse* des doigts ;

40° *Strophulus confertus ;*

41° Le même, guéri.

Plusieurs de ces pièces, présentées à l'Académie impériale de médecine de Paris, se trouvent mentionnées honorablement dans le Bulletin de cette Académie (séance du 7 avril 1858).

PLAINTES ET RÉCLAMATIONS

1° Pour toutes celles concernant les logeurs, les aubergistes, voituriers, bateliers, portefaix, etc., s'adresser à M. le commissaire de police, à la mairie.

2° Pour celles concernant le Casino, au commissaire ou au président de l'administration du Casino.

3° Pour ce qui a trait aux employés et à la police de l'établissement thermal, s'adresser au directeur, qui a son domicile et ses bureaux dans cet établissement.

RENSEIGNEMENTS COMPLÉMENTAIRES

J'ai cru devoir consigner dans cette nouvelle édition les renseignements qui suivent, pour servir de guide aux baigneurs et aux touristes dans les premiers temps de leur séjour à Aix, afin de ménager des instants souvent précieux.

Emploi de la première journée.

1° Consultation chez le médecin (généralement de midi à deux heures).

2° Visite à l'établissement thermal (s'adresser au concierge).

3° Abonnement au Casino.

Deuxième journée.

Visite aux antiquités romaines et curiosités de la ville d'Aix.

1° Arc de Campanus (place Campanus, derrière l'église).

2° Temple de Diane (jardin du presbytère).

3° Château d'Aix (ancien cercle ; escalier remarquable).

4° Bains romains. Cadran solaire antique (pension Chabert).

5° Grottes thermales (fort curieuses). Elles sont de temps en temps illuminées *à giorno*.

6° Promenade au jardin *Mollard* (vue générale d'Aix).

Troisième journée.

Sources de Marlioz (nouvelles salles d'inhalation), à vingt-cinq minutes d'Aix. Route de Chambéry et retour par le chemin de Mouxy et la carrière des Romains, ou la route de Tresserve et la maison du Diable).

Quatrième journée.

1° Sources minérales de Saint-Simon et de Grézy.

2° *Cascade de Grézy* (route de Genève).

3° Chemin des Bauges et de la grotte de Bange, moulin de *Prima* (très-pittoresque).

Cinquième journée.

Saint-Innocent (route du port), château, campagnes *Quisard*, *Despine*, *Blanchard* (lapins d'Angora). Baie de Grézine, hameau de Brison.

Sixième journée.

Lac du Bourget (château de Bordeau, Haute-Combe, Châtillon). Ces différentes excursions sur le lac peuvent se faire par les bateaux à trois bateliers, ou le dimanche par le bateau à vapeur qui fait le tour du lac, et s'arrête une heure à Haute-Combe. Un service quotidien se fait aussi journellement sur le lac par le bateau à vapeur : *la Ville-d'Aix*.

Septième journée.

Château de la Motte, Chambéry, les Charmettes et *Myans*.

Les amateurs d'antiquités visiteront avec intérêt, près de Chambéry, le sanctuaire et les abîmes de *Myans*. C'est là que furent engloutis, en 1248, par la chute du mont Grenier, une ville et seize hameaux. Cette ville est celle de Saint-André qu'habitait le doyen du *Décanat de Savoie*, dont nous donnons ici le sceau fort curieux. Ce sceau, retrouvé il y a peu d'années, est visible au musée d'Annecy, remarquable lui-même par ses restes d'habitations lacustres, ses ossements de cavernes de nos montagnes et l'excellente disposition de ses collections d'oiseaux et de minéraux indigènes.

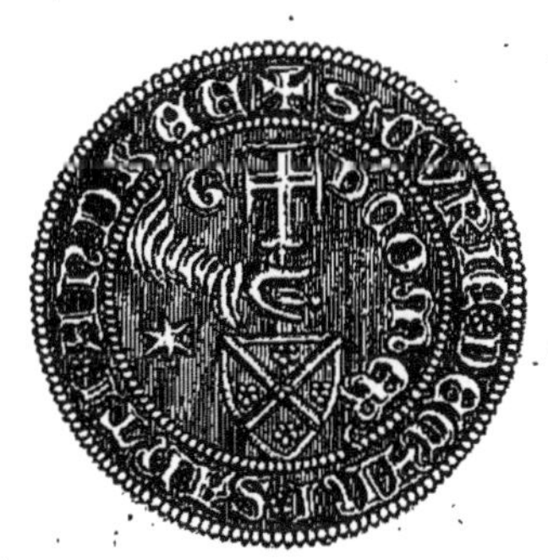

TABLE DES MATIÈRES

PARTIE MÉDICALE

PARTIE TOPOGRAPHIQUE

PARIS. — IMP. SIMON RAÇON ET COMP., RUE D'ERFURTH, 1.

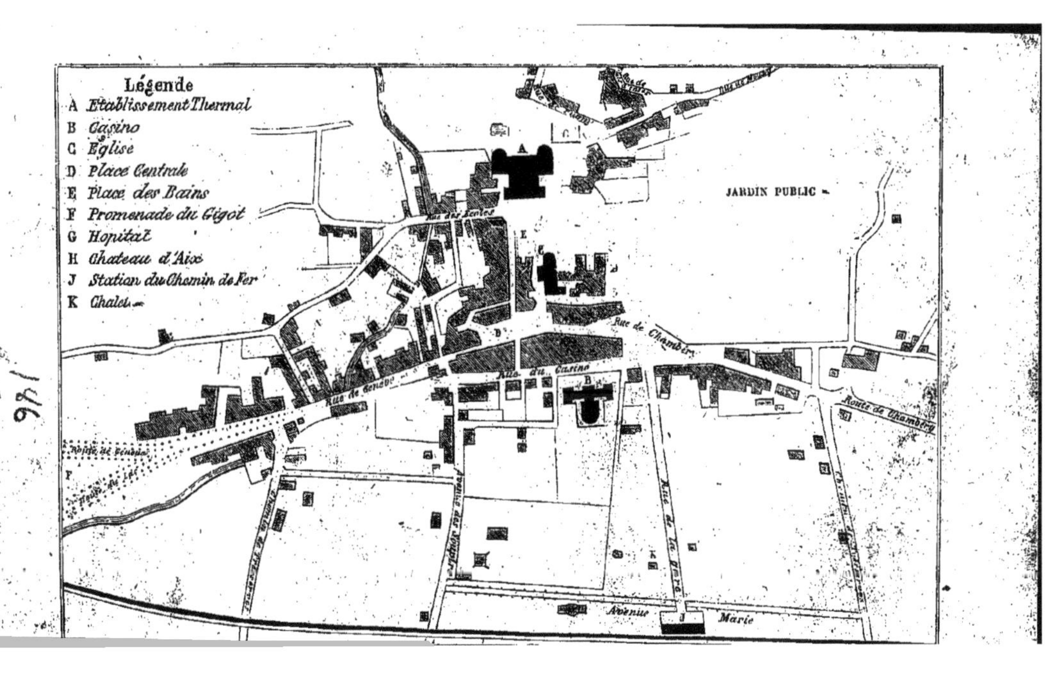
Légende
A Etablissement Thermal
B Casino
C Eglise
D Place Centrale
E Place des Bains
F Promenade du Gigot
G Hopital
H Chateau d'Aix
J Station du Chemin de Fer
K Chalet
JARDIN PUBLIC
Rue des Ecoles
Rue de Chambéry
Rue du Casino
Rue de Genève
Route de Chambéry
Avenue
Marie

www.ingramcontent.com/pod-product-compliance
Ingram Content Group UK Ltd.
Pitfield, Milton Keynes, MK11 3LW, UK
UKHW021009200726
13857UKWH00004B/1358

9 782011 316073